毎日を快適に過ごすために

自分の免疫力を知る方法

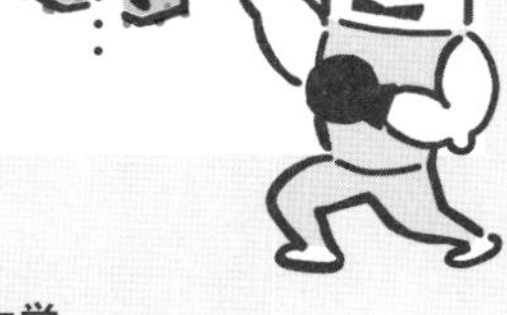

東京医科歯科大学
名誉教授
廣川勝昱

あさ出版

はじめに

免疫・ワクチンという言葉は、今のコロナ禍の最中では、毎日の新聞に出ない日はなく、かなり馴染み深いものになりました。

そこで、本書では、一般の方々にも免疫についてより深い理解をしていただこうと思います。

免疫系は巷でいわれているように、ウイルスや細菌などの多くの病原体からの感染から身体を守る大切なシステムです。実は、免疫系は感染に対抗するだけでなく、がんにも対抗するシステムでもあります。２人に１人はがんになるという時代ですから、その重要性はいうまでもないことです。

「ワクチン」という言葉も、はしか、百日咳、ＢＣＧ、天然痘などと関連して、古くから知られています。２０２０年初頭、新型コロナ感染がパンデミックになり始めたころ、筆者も医療に関わる一人として、ワクチンは当然第一選択肢であろうと思っていました。にもかかわらず、対応が1年以上遅れたことは、政府はもちろんですが、政府関連機関にいた医療関係者の責任も重いと思います。つまり、サイエンスをしっかりと理解できる素地が政府機関周辺の人に少ないのだと考えられます。

今回のワクチン接種について、最初に高齢者を対象としたのは、免疫系の機能が加齢に伴い低下しているので、その選択は間違っていなかったと思います。

しかし、2021年の7月時点においては、新型コロナの感染率と重症者数はワクチン接種がほとんど進んでない40代、50代に多く、高齢者では少ないという結果として表れています。しかし、もしワクチン接種をもっと早く40代、50代を含めて行っていれば、今のような感染の広がりはなかったはずです。

感染に対抗する免疫系の機能は、そのレベルについてはかなり個人差があることがわかっています。つまり、年齢差、男女差、生活環境による違い、ストレス環境により、免疫機能のレベルの違いが明らかなのです。年齢が若くても、免疫機能の低下している方が散在的にいるはずで、そういう方はコロナに感染すると重症化する可能性が高くなります。

この免疫機能のレベルの違いは、感染後の症状でわかります。ＰＣＲでは陽性であっても、症状の全くでない人、軽い症状で済む人、かなりの症状が出る人、重症になる人といろいろです。これら症状の違いは、その方々の免疫機能のレベルの違いを反映しています。ワクチン接種が済んでいれば、そのウイルスに対抗する免疫機能が働き、症状がでても軽く済み、あるいは全くでないことも多いのです。ただ、ワクチンというのは、ターゲットが狭いですから、ウイルス変異株に対する有効性が問題となるわけです。

免疫系は感染の時だけ働くわけではないのです。

われわれの環境には細菌・ウイルス・カビなどたくさんの病原体があり、免疫系はそれらのからだの中への侵入を防いでいるのです。時々、何でもない薬の副作用により、免疫系が壊れ、周囲の病原体が一斉に体内に侵入することがあります。それは恐ろしいことに死をもたらすこともあります。

ですから、免疫機能のレベルはある程度高めのレベルを保つほうが安心できることは、おわかりになると思います。

さて、免疫機能のレベルには個人差があることが、おわかりいただけたと思いますが、そのレベルを測定する方法を本書では紹介しています。

免疫系にはいろいろな組織・細胞がありますが、**血液中のリンパ球に絞って測定しました。**専門用語で言いますと、それらはＴ細胞とその仲間、Ｂ細胞、ＮＫ細胞で、それぞれの数を測定します。数だけでなく、Ｔ細胞が周辺の病原体に出会った時の反応程度も、見ています。

今のコロナ禍にあって、感染に対抗する免疫の重要性については、多くの人々が知るようになりました。本書では、**その免疫機能のレベルを誰でもわかるように測定できることをご理解いただき、そしてそれを毎日の生活に役立て、より健康的で快適な生活を送る一助としていただければ**と思います。

これから「免疫とは何だろう」を少し掘り下げた話を進めますが、その前に、８ページの図版をご覧になって、本書の意図をご理解いただきます。

２０２１年７月

著者

下記の項目を読み、当てはまれば「はい（1点)」を、そうでなければ「いいえ (0点)」をチェックしてください。どちらでもないと思った場合は、「いいえ」にしてください。

25	歩くのは苦にならない。	はい ・ いいえ
26	電車で立っているのは苦にならない。	はい ・ いいえ
27	万歩計を持っている。	はい ・ いいえ
28	急ぐときは走るが苦にならない。	はい ・ いいえ
29	決まってやるスポーツや身体を動かす趣味がある。	はい ・ いいえ
30	悩みや心配事は少ないほうである。	はい ・ いいえ
31	一つのことにこだわらない、くよくよしないほうである。	はい ・ いいえ
32	家族や友人と話をするのが好きである。	はい ・ いいえ
33	愚痴を言う相手がいる。	はい ・ いいえ
34	日頃している仕事にほぼ満足している。	はい ・ いいえ
35	将来に希望がある。	はい ・ いいえ
36	社会・他人の役に立っていると思う。	はい ・ いいえ
37	仕事に関係のない趣味を持っている。	はい ・ いいえ
38	仕事以外の普段の行動は大体自分中心である。	はい ・ いいえ
39	BMI は 25 以下、18.5 以上である。 BMI＝体重（Kg）÷｛(身長 (m) x (身長 (m)｝	はい ・ いいえ
40	次のいずれの病気にもかかったことがない。 糖尿病、肝臓病、腎臓病、動脈硬化症、高血圧、 高脂血症、がん、心臓病、自己免疫病、うつ病	はい ・ いいえ

合計		

合計：「はい」が 24 項目以下の場合は、免疫力が低下している可能性が大きいので、免疫力を測定することをお勧めします。また、「いいえ」の項目の内容を見て、改善が可能なものについては、努力して改善することをお勧めします。

1−9　 = 食事に関すること
10−12 = 嗜好に関すること
13−15 = 睡眠に関すること
16−21 = 身体のマイナートラブルに関すること
22−29 = 運動習慣に関すること
30−38 = こころ、気分に関すること
39 = 体型に関すること
40 = 既往症に関すること

免疫力セルフチェック表

1	おいしくご飯が食べられる。	はい ・ いいえ
2	食事は毎日ほぼ３食とっている。	はい ・ いいえ
3	食事は栄養のバランスを考えている。	はい ・ いいえ
4	肉と魚のどちらも食べる。	はい ・ いいえ
5	塩分は薄めにしている。	はい ・ いいえ
6	腹八分目にしている。	はい ・ いいえ
7	野菜をとるようにしている。	はい ・ いいえ
8	動物脂肪はとり過ぎないようにしている。	はい ・ いいえ
9	寝る前は食べない。	はい ・ いいえ
10	アルコールは飲まない。	はい ・ いいえ
11	アルコールは缶ビールで2本、ワインでグラス2杯、日本酒で２合、焼酎かウイスキーの水割り２杯以内にし、混ぜない。	はい ・ いいえ
12	タバコは吸わない。	はい ・ いいえ
13	朝の目覚めはすっきりとし、前日の疲れは残っていない。	はい ・ いいえ
14	夜は12時前に寝るようにしている。	はい ・ いいえ
15	睡眠はほぼ十分にとっている。	はい ・ いいえ
16	疲労が重なっても、土日に休めば回復する。	はい ・ いいえ
17	肩こり、腰痛で困ることは少ない。	はい ・ いいえ
18	風邪をひくことは少ない。	はい ・ いいえ
19	胃腸に痛みを感じることは少ない。	はい ・ いいえ
20	口内炎を起こすことは少ない。	はい ・ いいえ
21	便通には問題ない。	はい ・ いいえ
22	できるだけ階段を使うようにしている。	はい ・ いいえ
23	エスカレーターでも歩く。	はい ・ いいえ
24	歩く時は速めにしている。	はい ・ いいえ

るための基礎知識

遺伝的背景、性差、加齢変化、食事、運動、睡眠、ストレス、環境変化などは人それぞれであるが、免疫系の機能（免疫力）が受ける影響は個人差が大きい。

→

加齢に伴う免疫力の低下の程度も、個人差が大きい。

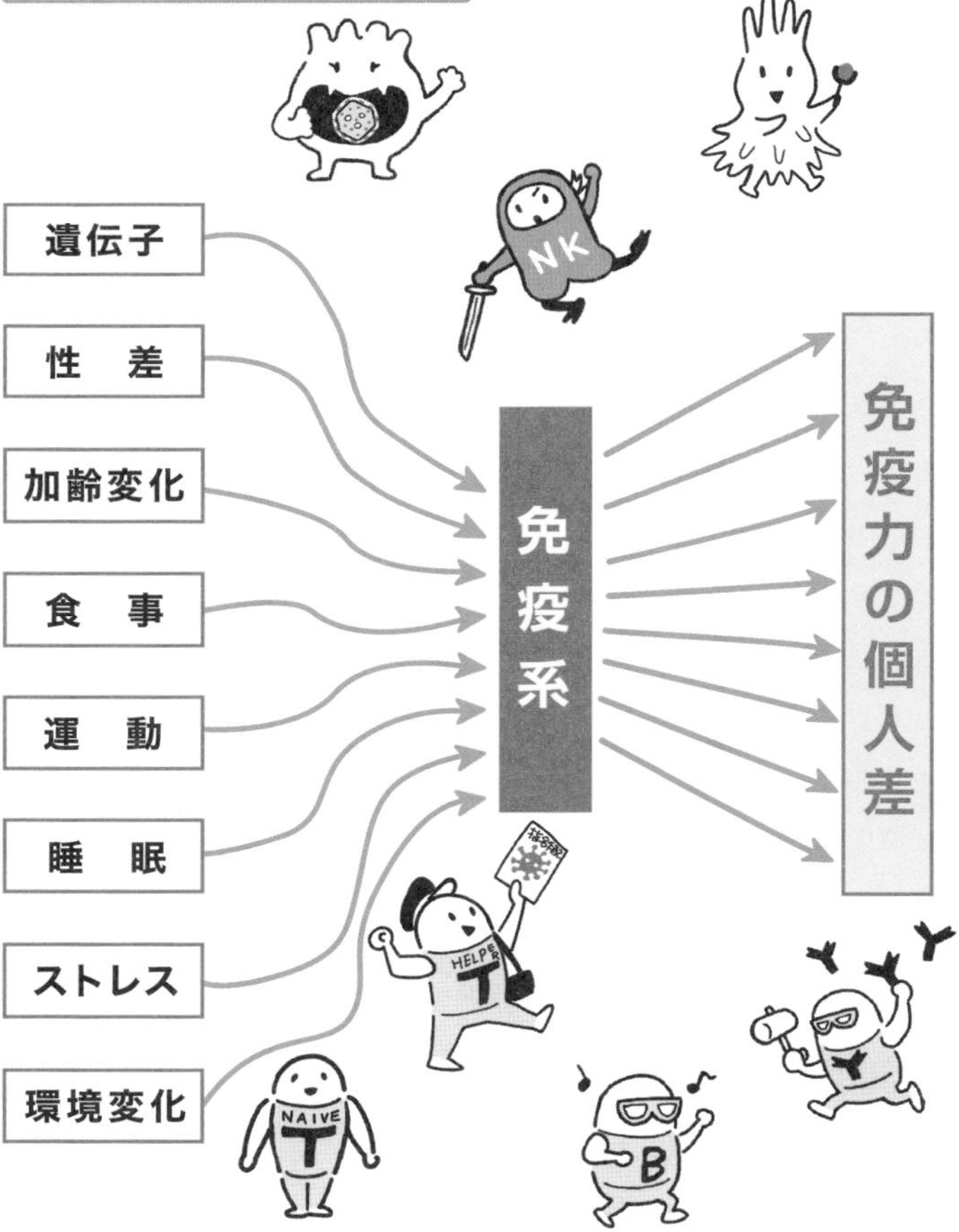

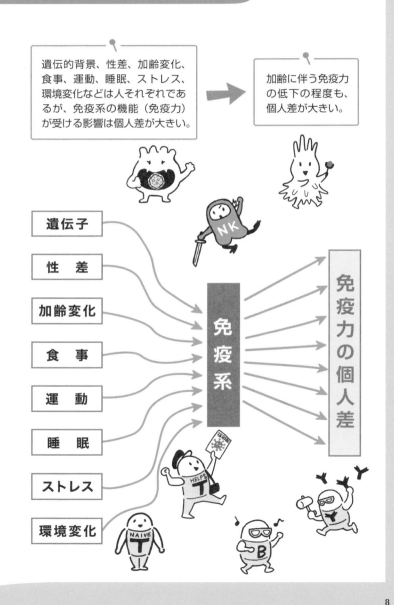

病気の発生背景にある免疫機能不全

- 免疫系は感染とがんから身体を守るシステム。そのレベルは加齢変化をはじめ、ストレス、不適切な生活習慣などにより、機能低下する。
- いろいろな病気にかかり亡くなるが、死後の病理解剖によると直接死因は肺炎を第一とした感染症が圧倒的に多い。
- 免疫力が低下するに従い、がんに対抗する免疫監視機構が機能低下し、がんの発症は加齢に伴い次第に増加する。
- さらに最近の研究から、血管内膜の変化から始まる動脈硬化の進行は免疫機能の調節異常が関連することが明らかになってきた。

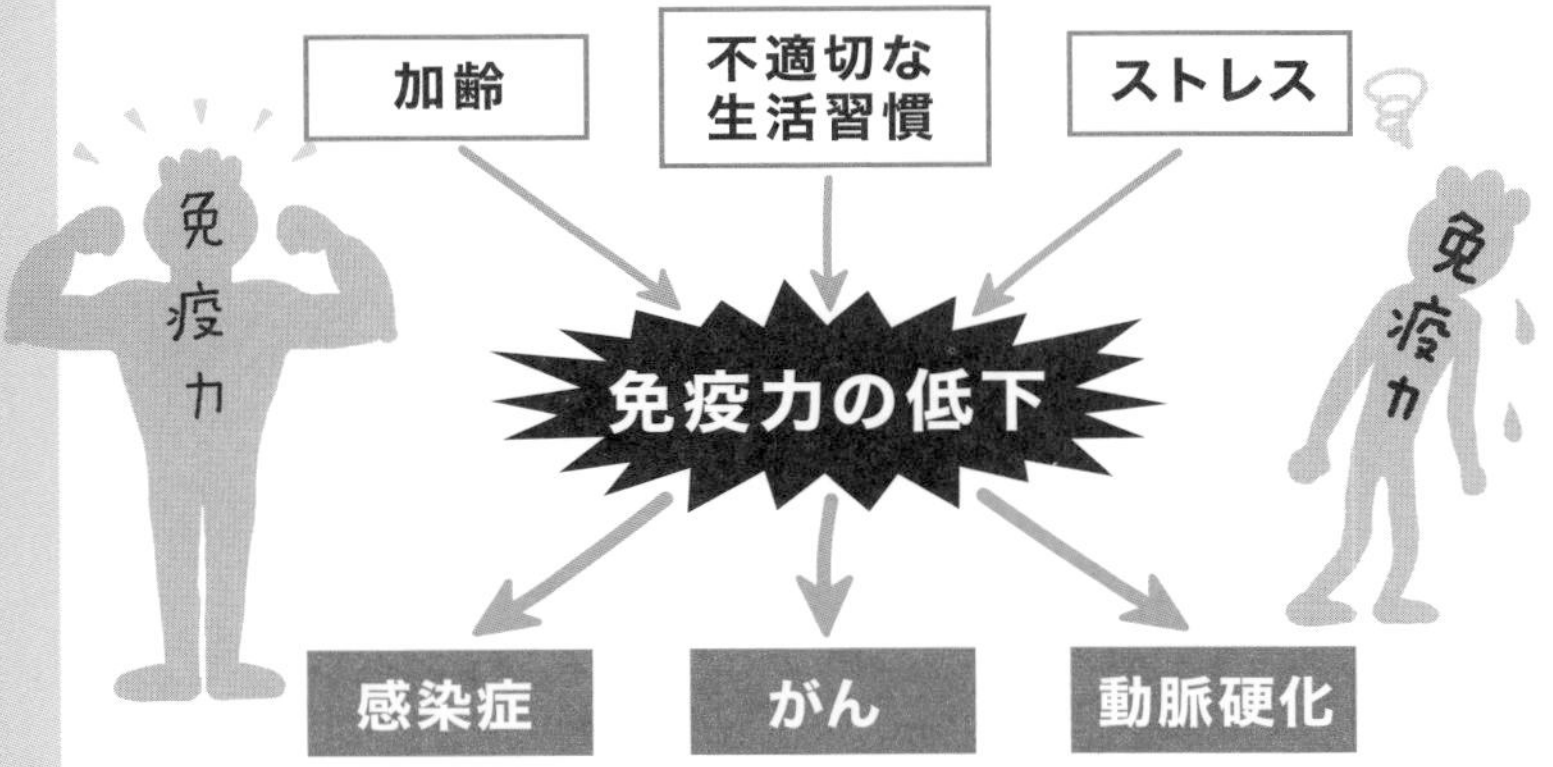

〔死後解剖1000例の直接死因〕

肺炎	39.2 %
脳・心臓の血管障害	29.7 %
悪性新生物	18.7 %
その他	12.7 %

免疫力をよりわかりやすくするために
免疫力年齢 と Tリンパ球年齢 を算定する

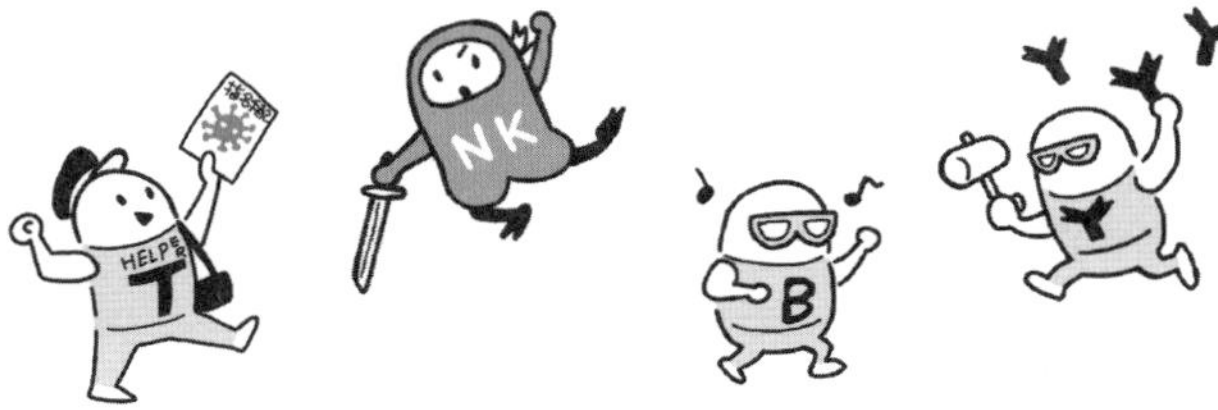

免疫力年齢はT細胞増殖係数から算定する。
Tリンパ球年齢は CD8⁺CD28⁺T細胞数から算定する。
それらを自分の年齢と比べて免疫力のレベルを判断する。

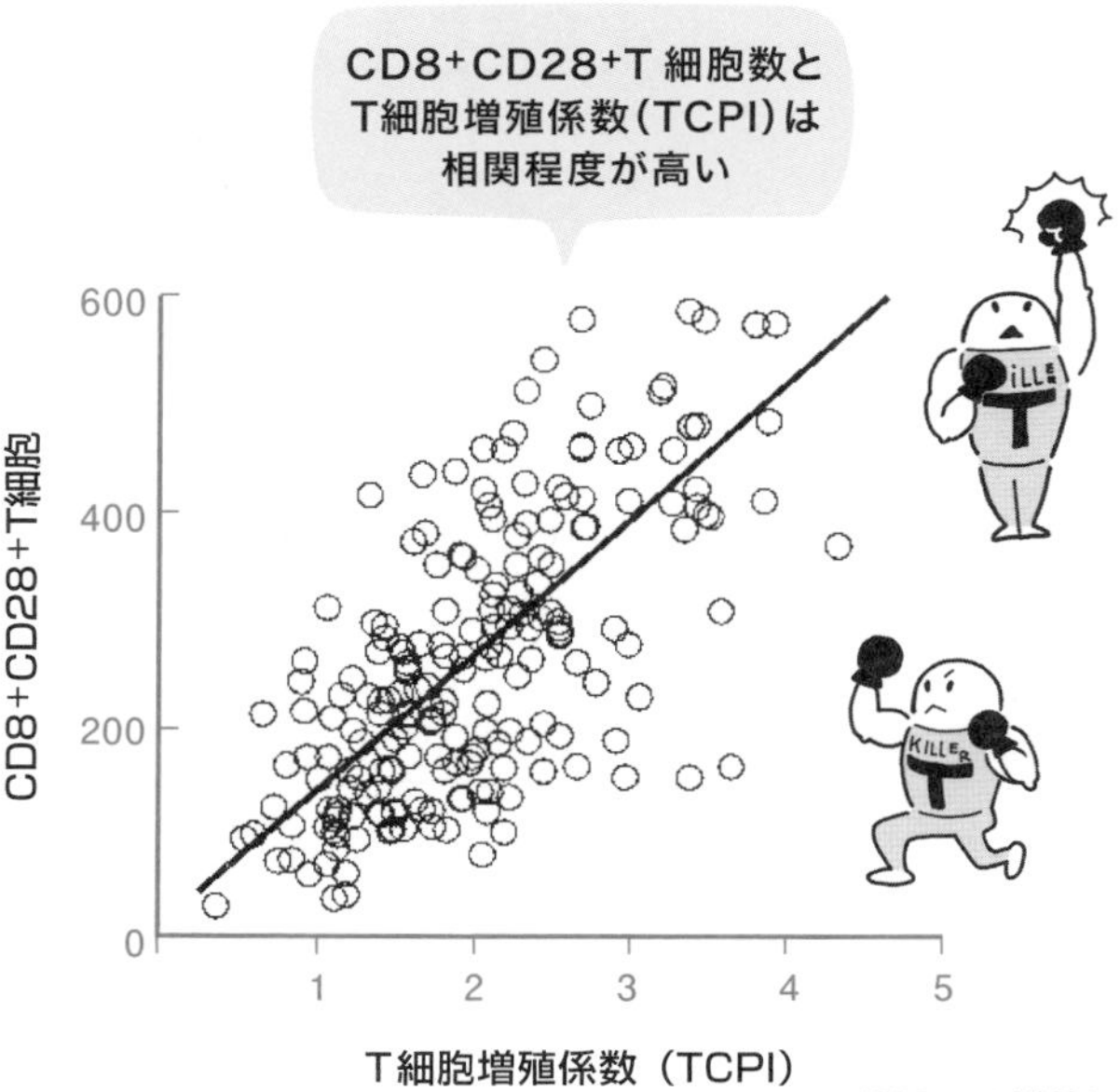

（183 ページ参照）

免疫力を定量的に評価する

血液中のリンパ球を用いて各種類の数や反応性などを測定し、各種測定値を統計的に処理し、免疫力を**免疫力スコア**と**免疫力グレード**として定量的に評価する。

リンパ球（T細胞、B細胞、NK細胞）について、各種細胞の数、異なる細胞の比率、培養下でのT細胞の増殖能などを測定する

※詳しくは212〜215ページをご覧ください

↓

3000例の基礎データを基に、各測定値に3段階：高値(3)、中値(2)、低値(1)のスコアをつける。すべての測定項目のスコアの合計を免疫力スコアとする

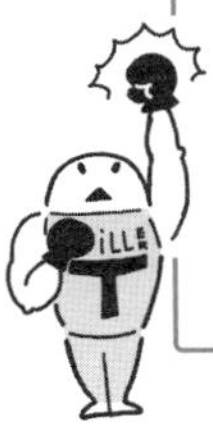

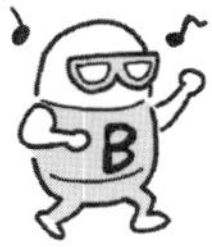

↓

免疫測定項目	測定値のスコア化	免疫力スコアの合計	免疫力グレード	
①	2	19 → Ⅲ	Ⅴ (24)	：十分高い
②	3		Ⅳ (21-23)	：安全圏
③	2		Ⅲ (17-20)	：要観察圏
④	3		Ⅱ (13-16)	：要注意圏
⑤	3		Ⅰ (8-9)	：危険圏
⑥	2			
⑦	2			
⑧	2			

（177ページ参照）

免疫力判定検査で免疫力レベルを
測定し健康維持対策を立てる
（212・213ページ参照）

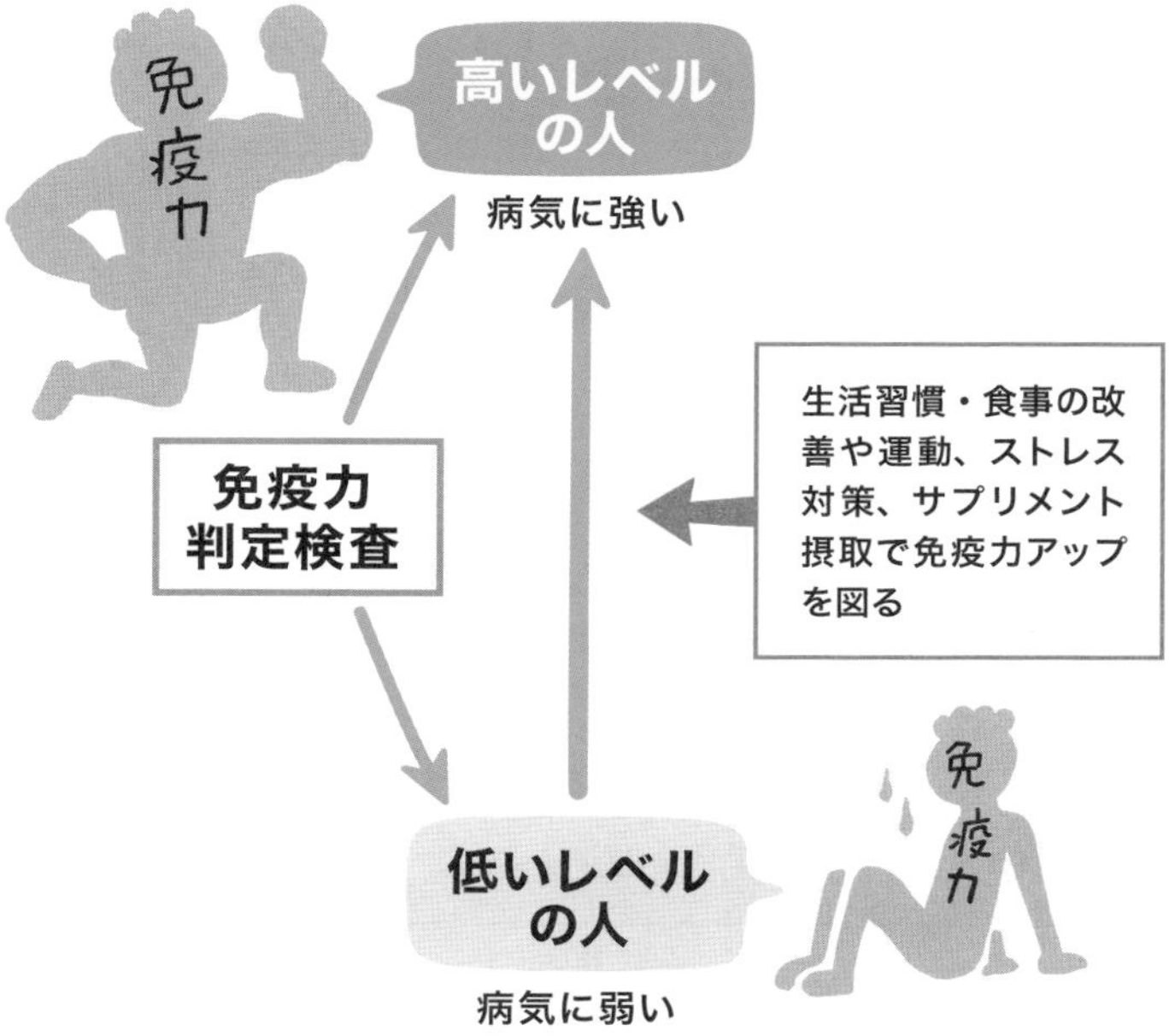

check!

免疫力は健康のバロメータ

免疫力レベルが高ければ、
健康で快適な生活を楽しむことができる。
免疫力レベルが低ければ、
高める努力をし健康的な生活を目指そう。

健康で快適な生活をおくる

免疫系の機能を良好な状態に保てるかがポイント。それには、自分の免疫系のレベルがどの程度か、知る必要がある。

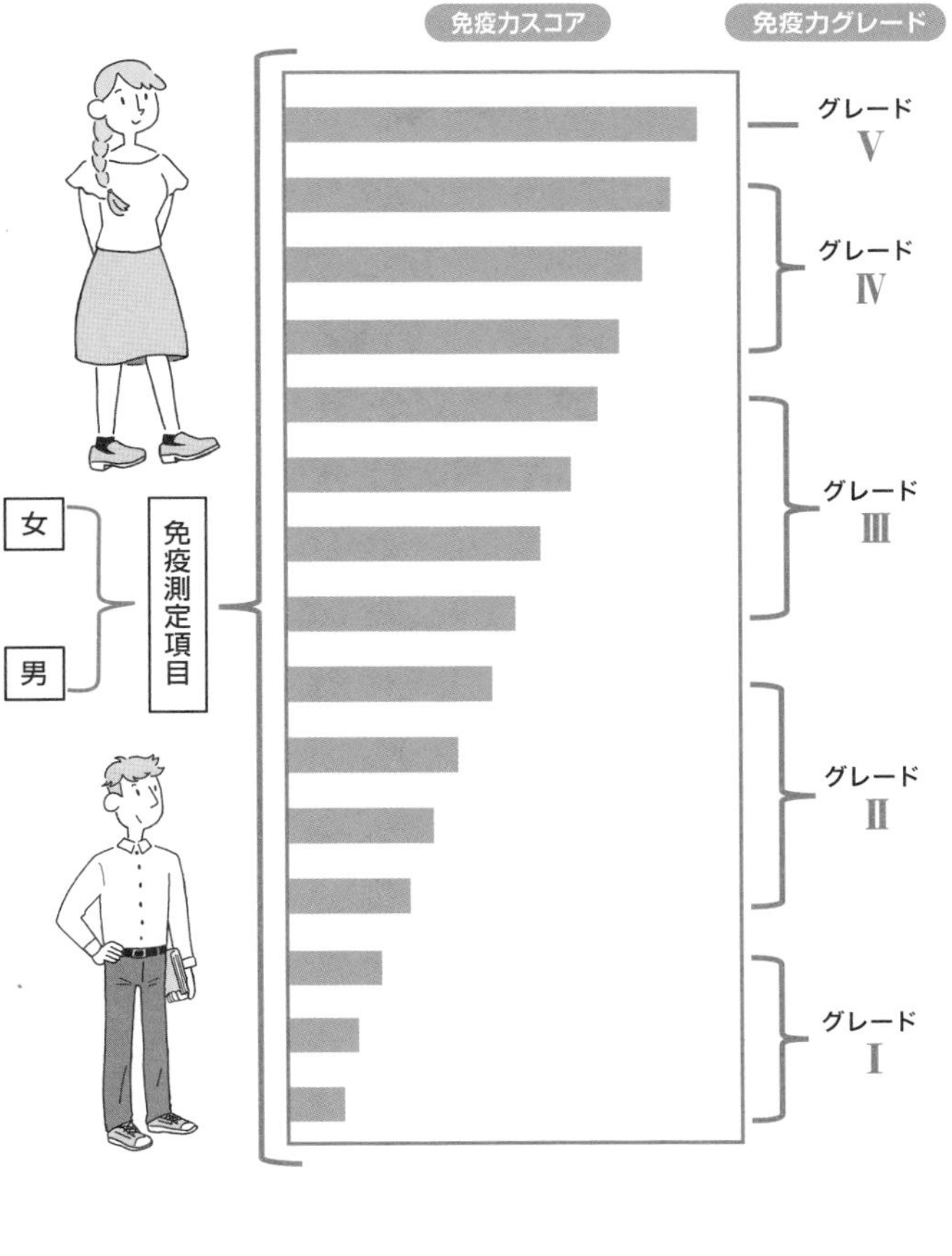

〔本書に登場する免疫細胞のキャラクター紹介〕

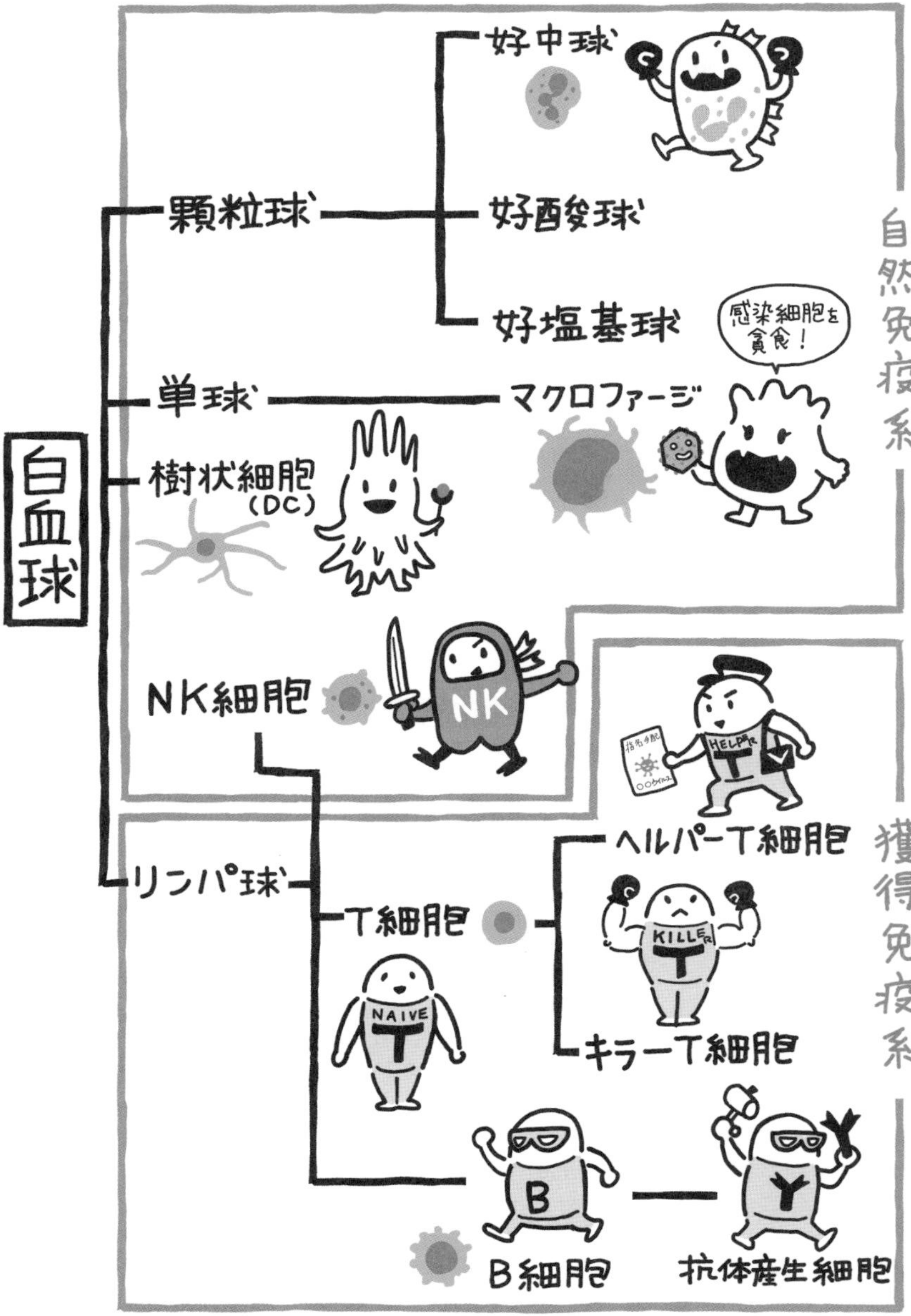

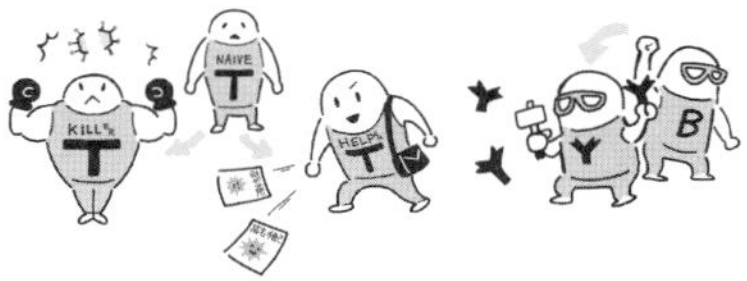

自分の免疫力を知る方法

もくじ

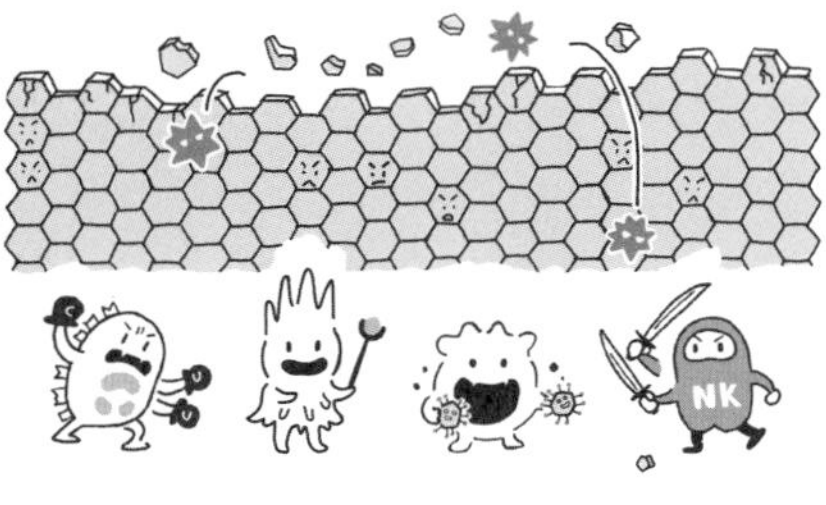

第1章

免疫は感染症にどのように働くのか

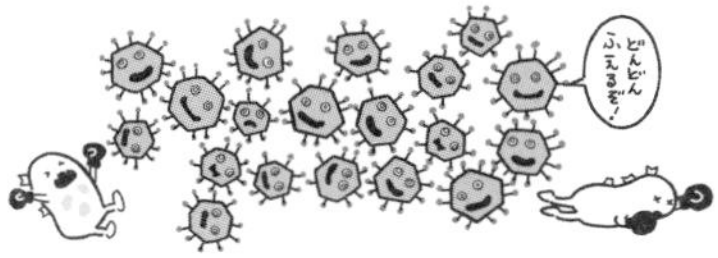

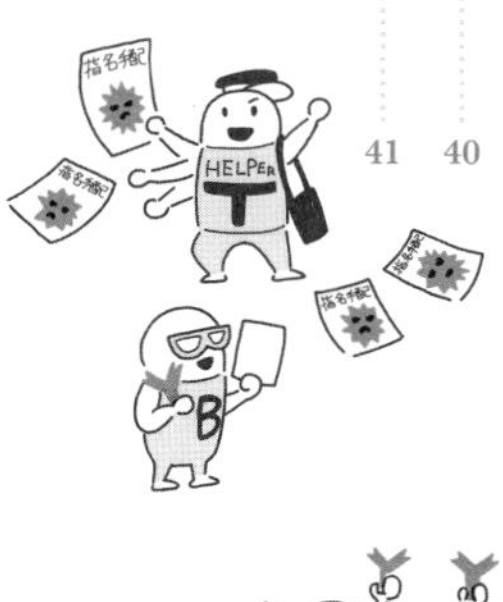

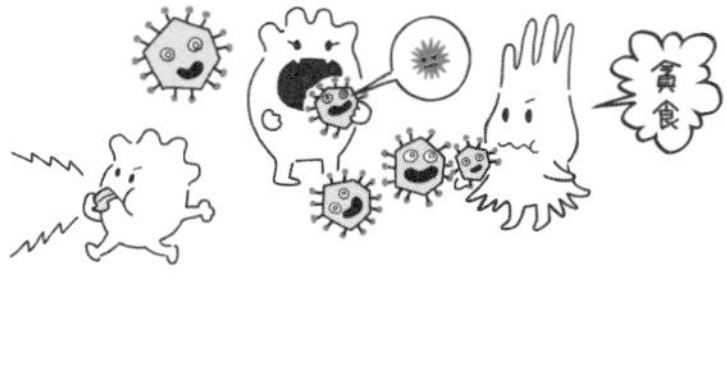

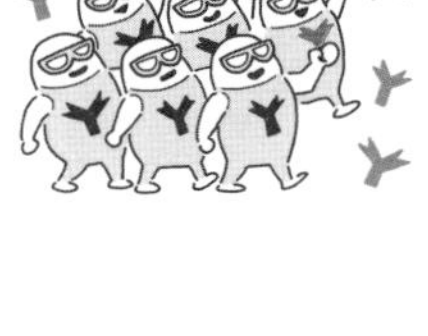

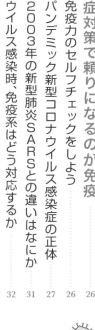

感染

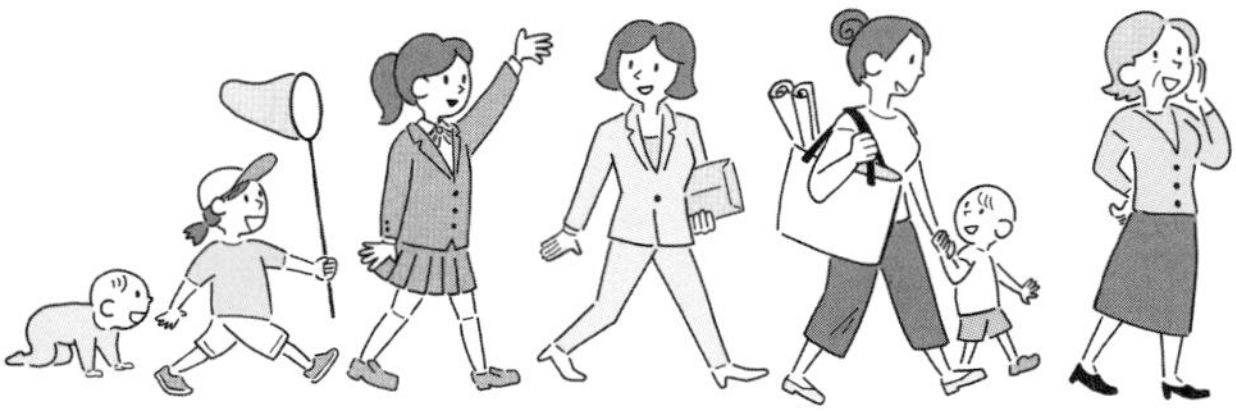

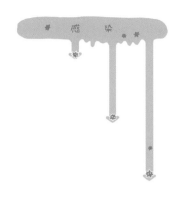

第2章
ストレスの影響は個人差が大きい

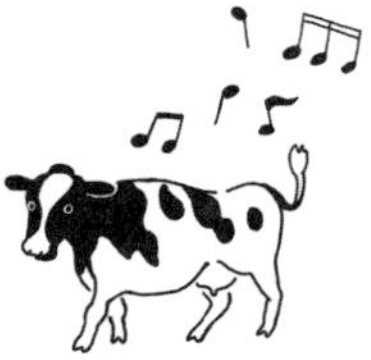

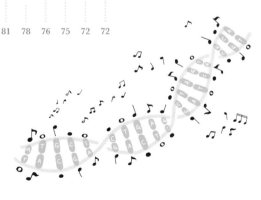

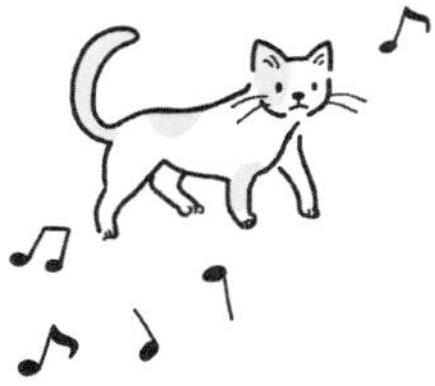

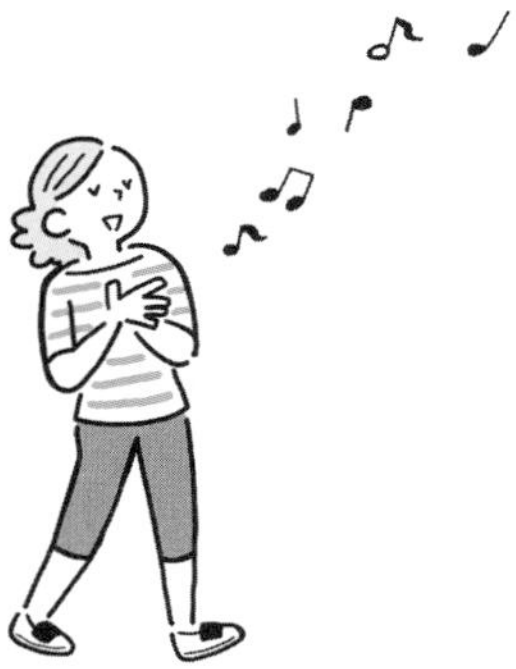

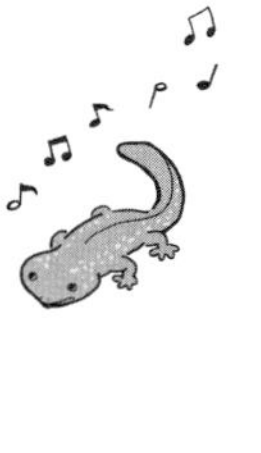

第3章

自分に合った正しい食生活をおくる

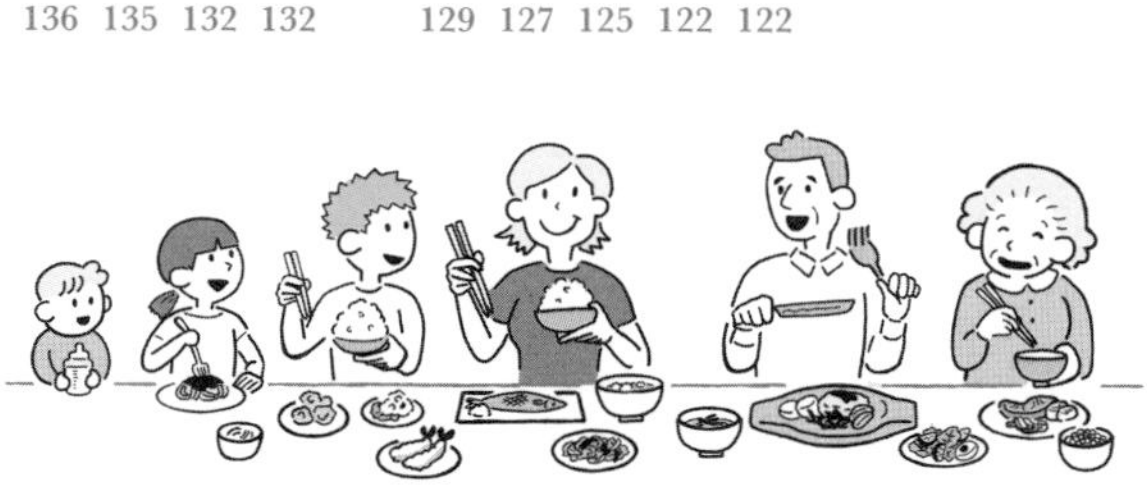

第4章 免疫力向上の知恵を身につける

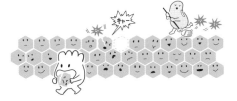

第5章 免疫力を測定する

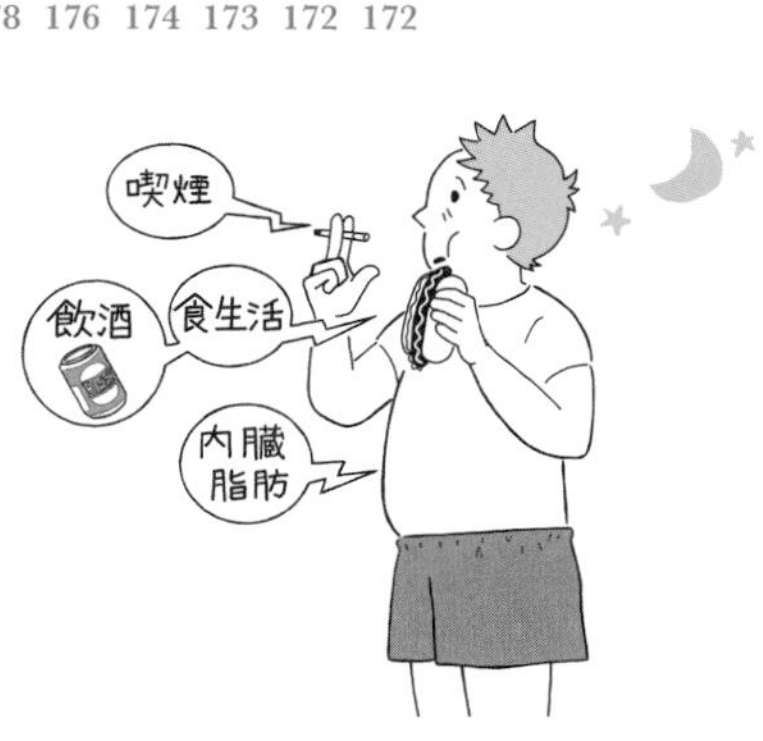

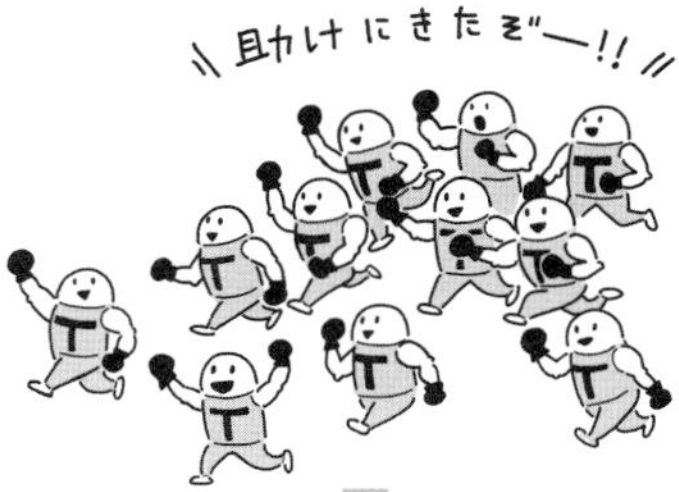
助けにきたぞ―!!

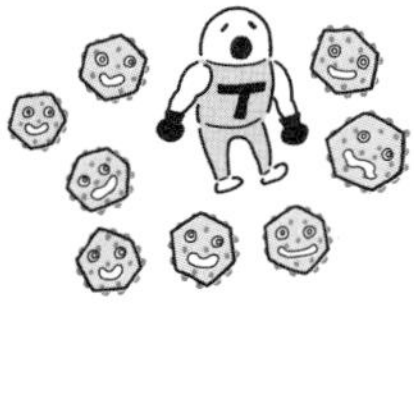

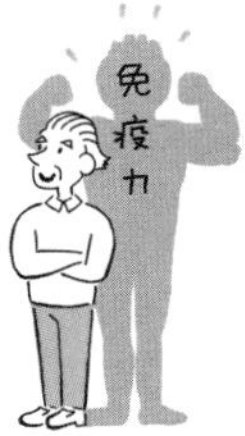

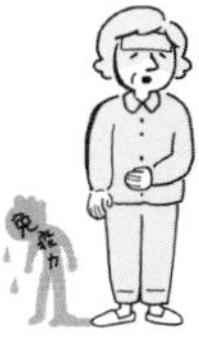

巻末資料

自分の免疫力をもう少し知りたい方へ

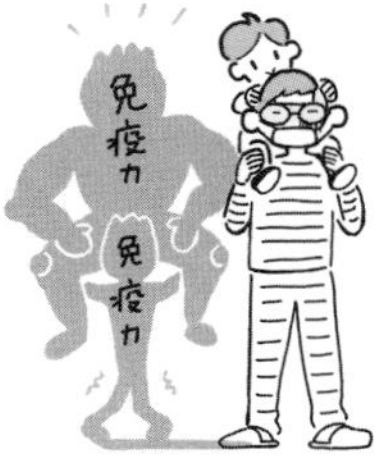

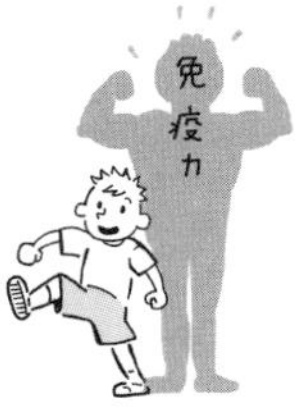

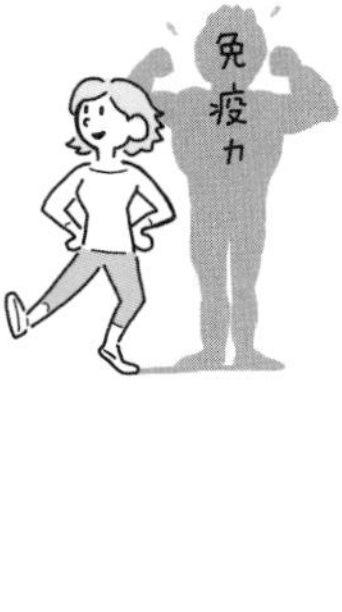

第1章

免疫は感染症にどのように働くのか

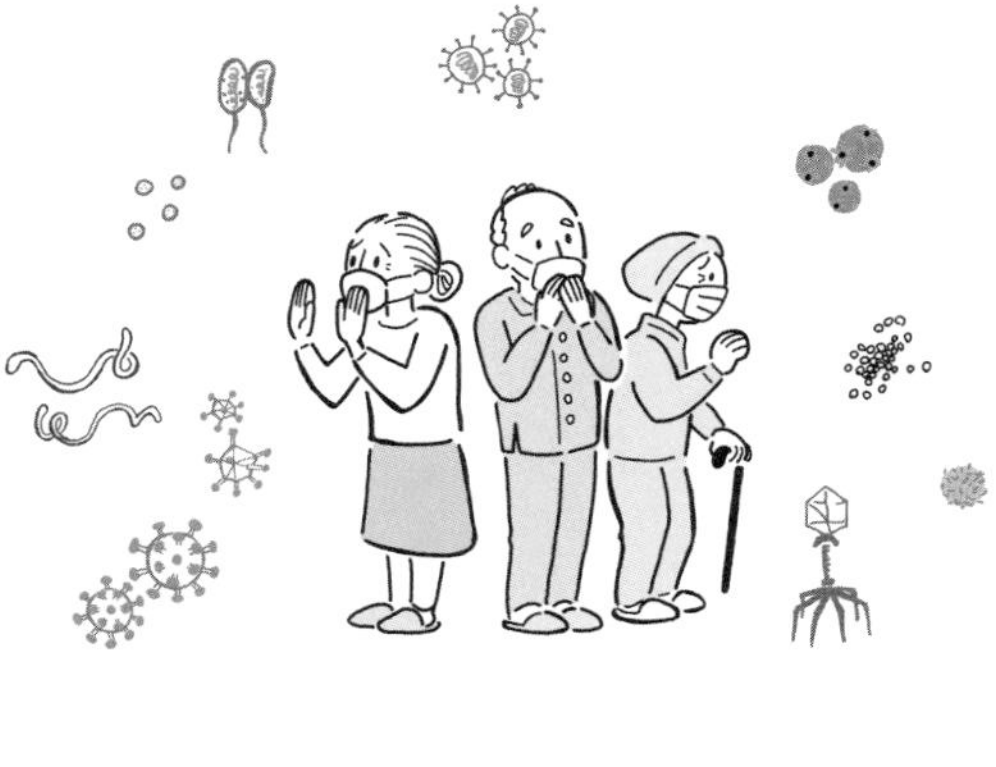

1 感染症対策で頼りになるのが免疫

免疫力のセルフチェックをしよう

免疫力という言葉は、学問的な用語ではありません。それに当たるのは、「免疫機能のレベル」ということになりますが、ここでは、「免疫力」という一般用語に置き換えて使います。

これから、免疫系に関連した事項で、感染、ストレス、加齢、生活習慣、免疫力の測定方法などについて、順次説明していきますが、まず、ご自分の免疫力がどのくらいなのか、およそのレベルを知ってからのほうが、「免疫」が身近になり、わかりやすくなると思います。そこで、自分の免疫力のレベルを「免疫力セルフチェック表」（6・7ページ）で自己採点してみましょう。

免疫力は第2章で述べますように、**ストレスと生活習慣に深く関連しています。**

このセルフチェック表では、食事に関すること（1〜9）、アルコールと喫煙（10〜12）、睡眠に関すること（13〜15）、健康・体調に関すること（16〜21）、運動習慣に関すること（22〜29）、ストレスに関連するこころや気分に関わること（30〜38）、体型（39）、かかったことのある病気（40）の40項目について質問があります。

「はい」で1点、「いいえ」で0点、どちらでもない時は、「いいえ」にしてください。合計で24点に達しない時は、免疫力が、標準に比べて低下している可能性が大きいと考えられます。また、「いいえ」の項目をみて、改善が可能と思われる場合には、努力して改善することをお勧めします。

パンデミック新型コロナウイルス感染症の正体

まず、初めに世界的に流行している新型コロナウイルス感染症に関する説明から始めます。

日本で新型コロナウイルス感染が出始めたのは2020年の2月の初めころです。始まりは中国の武漢で2019年の12月ころでした。そのうち、早くも翌年1月にヨーロッパで感染が見られ、とくにイタリアでの広がりが目立ちました。やがて、ヨーロッパからアメリカにも広がりWHOが「パンデミック」と宣言したのです。

これは人から人へうつる感染症なのです。2021年5月末のWHO報告では、感染者数が1億6000万人を超え、死者も330万人を超えています。100年前のスペイン風邪（H1N1亜型インフルエンザ）は史上最大のパンデミックで5億人以上が感染し、5000万人以上の死者がでました。

今回の新型コロナウイルス感染症については、WHOはCOVID-19と命名（2020年2月11日）しましたが、ウイルスはSARS-CoV-2と名付け、後述する2003年に始まったSARSと同じコロナウイルスです。

100年前と比べ、医療は格段に進んでいるので、スペイン風邪のような惨状にはならないであろうと願っていますが、ウイルスの感染力は高く、どうなるか予測できない状態です。

２０２１年5月までの主要各国の状況を見てみますと、総死亡数については、ＵＳＡ（58万超）、ブラジル（26万超）、イギリス（12万超）、フランス（10万超）、ドイツ（8万超）に対して、日本は１．１万超で、少なめです。それでも、日本における新型コロナ感染者数は若年層に多いのですが、感染死亡者は、80歳代の高齢者に多く（下・図表）、感染に対応する機能が加齢とともに低下していることを如実に示しています。

日本だけでみると、２０１８年の季節型のインフルエンザの死亡者数は３０００人超（２０１８年）ですから、新型コロナウイルスの死者数が明らかに多い。

〔COVID-19の感染者数（上）と死亡者数（下）〕

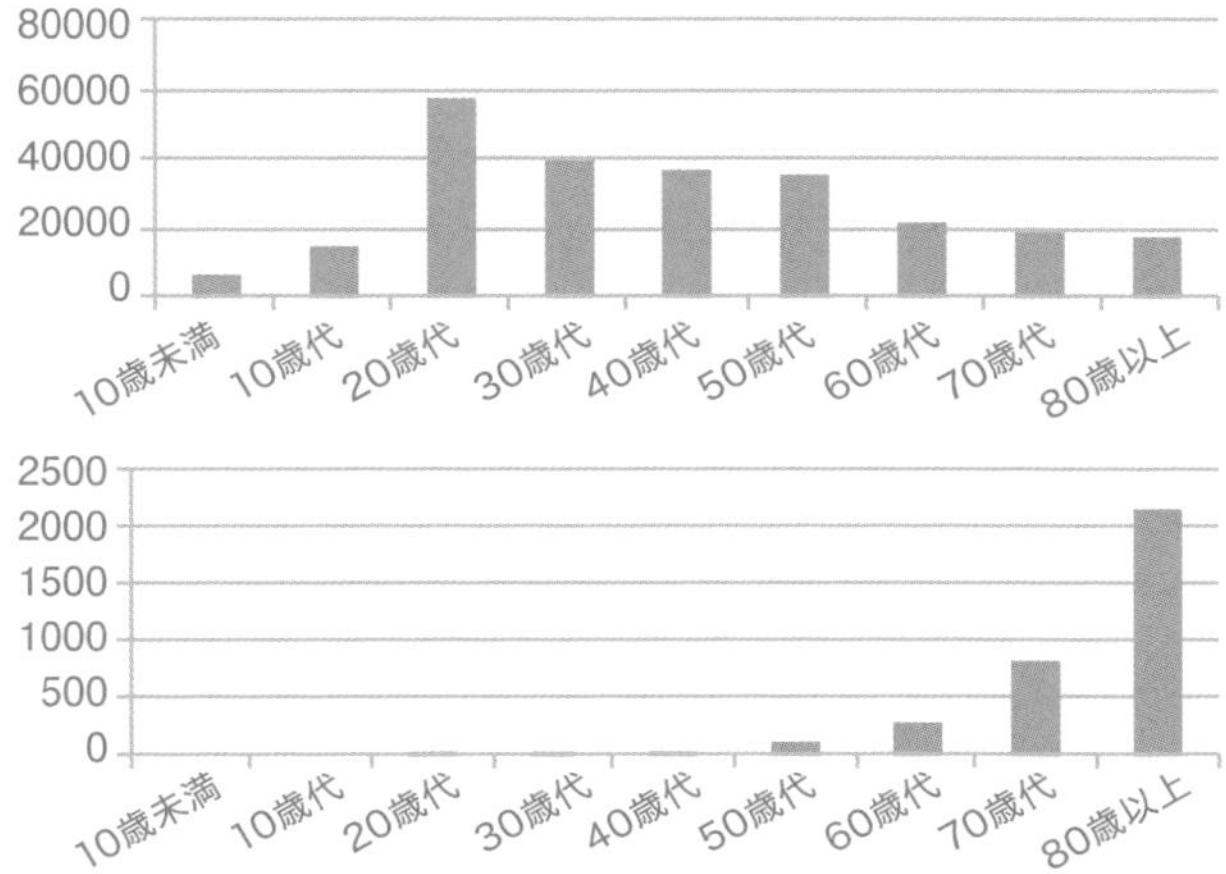

出所：厚生労働省　2021年1月16日　発表

感染者数は20歳代にピークがあり、年齢とともに徐々に低下する。
死亡者数は50歳代以降急速に加齢とともに上昇する。

ウイルスは細胞を持つ生命体に入り、その細胞の遺伝子を借りて、自己増殖します。細胞に入るには、ウイルスの表面物質が細胞の受容体と結合する必要があります。インフルエンザウイルスの場合、ウイルス表面のヘマグルチニン（HA）が人の気道細胞表面にあるシアル酸を含む糖鎖と結合して、細胞内に入ります。

一方、コロナウイルスでは、表面に多数ある突起先端部が人の細胞にあるアンジオテンシン変換酵素2（ACE2）と結合して細胞内に入ります。このACE2は肺胞上皮細胞に発現しているので、飛沫感染をすれば、まず、肺に病変ができるわけです。

さらに大変恐ろしいのは、ACE2が多くの組織で見られることです。とくに胃腸組織、心・腎の血管で発現され、少量ながら、ほぼ全身の血管に発現されています。つまり、コロナウイルスが生体防御系を乗り越えて体内に入り、血流に乗れば、**いろいろな臓器で障害を起こし、感染後の後遺症がいろいろ起こり得る**といえます。**感染の影響はインフルエンザウイルスよりずっと大きい**のです。

政府は今後COVID-19が増加することを懸念し、厳戒態勢を敷いていますが、まず、ワクチン接種を迅速にやることが望まれます。世界的にみますと、今回の新型コロナウイルス感染は世界全体の経済・産業に多大な影響を及ぼし、**感染症とはかくも怖いものである**ことを皆思い知らされているのです。

2003年の新型肺炎SARSとの違いはなにか

2003年の冬には、今回の新型コロナウイルスと同種の感染症（SARS）が局地的に流行し、ウイルスはSARS-CoV-1と名付けられています。世界保健機関（WHO）の報告（2003年7月10日時点）によると、中国、ベトナムなどを中心に8437人が感染し、812人が死亡、死亡率は9・6%とかなり致死性の高いことがわかります。

香港市の報告では65歳以上のSARS患者の死亡率（致死率）は50%を超えていますが24〜25歳の死亡率は6%、6〜24歳以下は1%未満と、高齢者で死亡率が高いのです。これは今パンデミックで広がっている新型コロナウイルスと同じで、免疫機能の低下した高齢者が感染死することが多いことを物語っています。

幸いにも、SARS-CoV-1は、国際的な感染症ネットワークによる病気監視の徹底で、パンデミックにならずに２００７年７月に制圧が宣言されました。今回のＳＡＲＳ-ＣｏＶ-２に比べ、感染力は低かったのです。

ウイルス感染時、免疫系はどう対応するか

コロナウイルス感染時における免疫系の具体的な反応を初感染とワクチン接種後に分けて見てみましょう。

初感染の時、ウイルスが気道を経て気道上皮に感染したとします。前述したようにウイルスは細胞の中に入り、宿主細胞の遺伝子を借りて自己増殖し

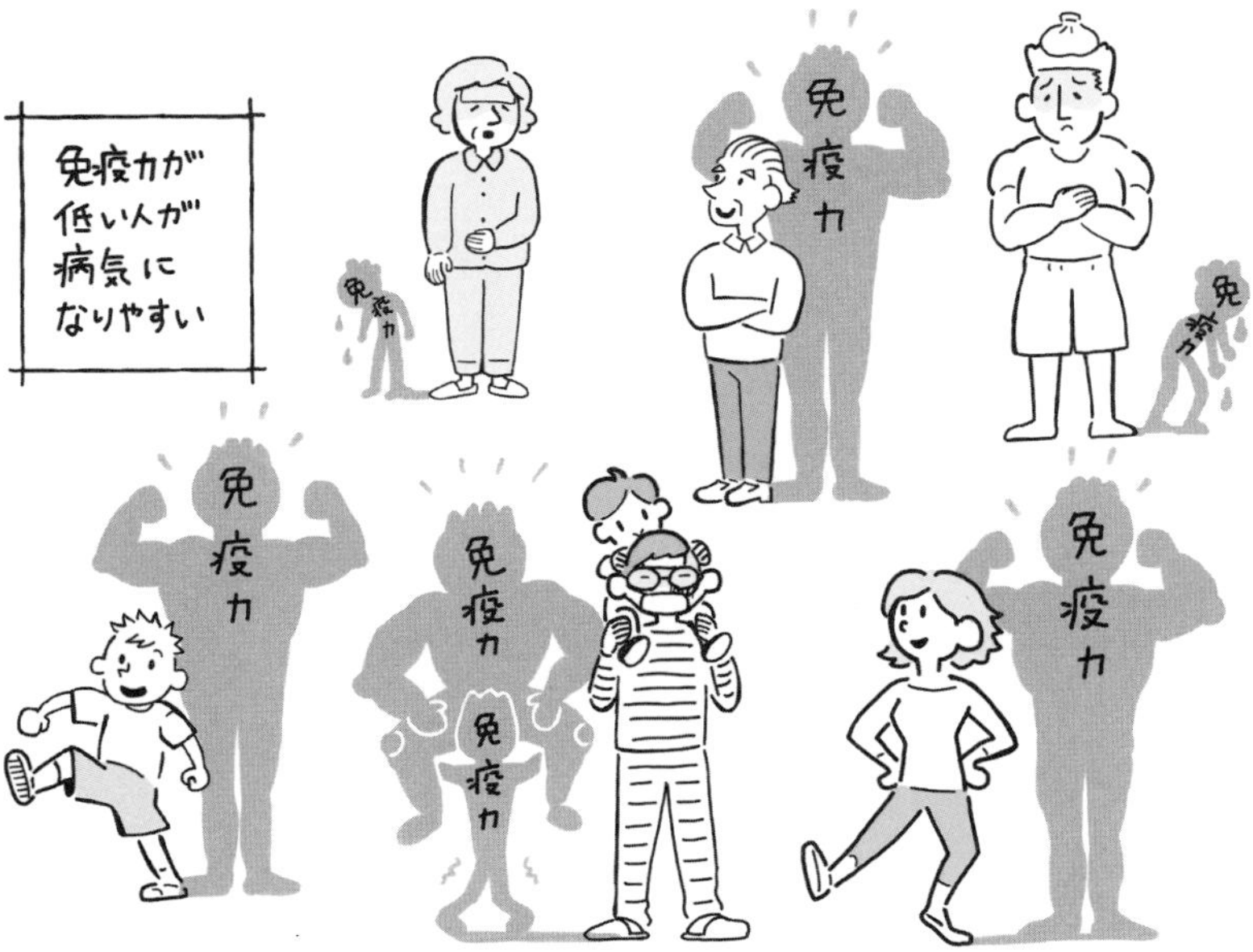

免疫力は加齢とともに下がるが、下がり方は一様ではなく個人差がある。年をとっても高いレベルの方、逆に若くてもストレスが多く、低い方もいる。

ます。その時、感染宿主細胞の表面にはウイルスの遺伝子由来のタンパクが発現されます。

その結果、感染細胞は免疫細胞の認識し得る状態になりますが、初めての感染では、力強い免疫反応は期待できません。初めは自然免疫系に属する白血球、マクロファージ、樹状細胞、ナチュラルキラー細胞（NK細胞）などが活動し、感染に対応します。ウイルスに感染した細胞は傷つき、本来の機能を失い、死にますが、それらは、白血球、マクロファージ、樹状細胞により、ウイルスとともに処理されます。

小さな感染ですと、これで終わりますが、少し大きい感染になると、感染はさらに続きます。この感染を終わらせるためには、より強い処理能力を持つリンパ球からなる獲得免疫系の活動が必要になります。この時、自然免疫系による感染細胞の処理が、きわめて重要なプロセスで、自然免疫系の細胞処理でウイルスに関する情報が読み取られ、リンパ球による獲得免疫系に伝えられるのです。

伝えられたウイルス情報をもとに、獲得免疫系は2つの仕事をします。一つは、個々のウイルスに結合し、その働きを封じる**中和抗体**[*1]の作成です。もう一つはウ

＊１　中和抗体
ウイルスなどの病原体が細胞に及ぼす生物学的影響を中和して、細胞を防御する抗体。

イルスに感染した細胞をまるごと殺傷できるキラーT細胞です。

こうした獲得免疫系が活動するには、何日かの時間がかかり、その間は自然免疫系の細胞の活動に期待するしかないのです。しかし、いったん、獲得免疫系が動き出せば、その活動はより強力で、しかも記憶が残ります。つまり、同じ種類の感染が起こった場合には、初めての感染時とは異なり、獲得免疫系がただちに活動し、感染は終焉させることができるのです。**この獲得免疫に感染の記憶を覚えさせるのが「ワクチン」なのです**。

繰り返すことになりますが、今まで体験したことのない初めての感染では、ウイルスに対する中和抗体もキラーT細胞もありませんから、自然免疫系の細胞による働きだけになります。そうなると、ウイルスが残り、感染が全身に及ぶ可能性があるのです。

ここでワクチン接種をしていた場合を考えてみましょう。その場合には、免疫系による2つの対応が期待できます。

第1はウイルスに対する中和抗体であり、第2はウイルス感染細胞に対するキラーT細胞の働きです。中和抗体は個々のウイルスに結合して処理していきますが、キラーT細胞はNK細胞が処理できなかった宿主感染細胞をまるごと処理します。

ワクチンなしで初感染した場合、免疫系で働けるのは自然免疫のNK細胞、マクロファージ／樹状細胞、好中球などで、処理しきれないウイルスが残る可能性があることは、すでに述べたとおりです。しかし、ワクチン接種があれば、中和抗体とキラーT細胞が加わり、感染は初期の段階で、駆逐される可能性が高くなります。

また、以上のプロセスは簡略化したもので、細胞間のコミュニケーションには多種類のケモカイン類、サイトカイン類、細胞間結合タンパクが働いていることを申し添えておきます。なお、前述したように、コロナ感染で重症化するのは高齢者か、何らかの基礎疾患がある若齢者です。そのなかで怖いのは**サイトカイン・ストーム**[*2]と呼ばれる現象で、これは免疫系が期待をはずれて異常に働く時に起きます。

ここでは免疫系の感染に対する対応プロセスに限局しましたが、がんに対してはどうなるかという点については、**第2・5章の章末コラム**をご覧ください。

＊2　サイトカイン・ストーム
サイトカイン・ストームは、いわば免疫システムの暴走。インフルエンザやコロナウイルスが侵入し、多くの免疫細胞が立ち向かうが、その免疫細胞が分泌するサイトカイン（生理活性物質）が免疫系以外の細胞でも過剰に作られ、それがからだにマイナスに作用する。なかでもIL-6などの炎症性サイトカインの産生過剰が問題になる。そのため、これらのウイルス感染では、高齢者ばかりでなく、免疫力の若い若齢者でも死亡者が出ることが知られている。

高齢者死因トップは感染症

厚生労働省の人口動態統計によると、日本人の死因のトップスリーは、がん、心疾患、脳血管障害です。しかし、病院で亡くなった高齢者の病理解剖例で見ると直接死因のトップは感染症なのです。

東京都高齢者医療センターの剖検報告によると60歳以上の高齢者における第一の死因は感染症で40近くを占めます。また、百寿者（100歳以上の高齢者）で見ると、直接の死因も感染症が2／3になると報告されています。こ

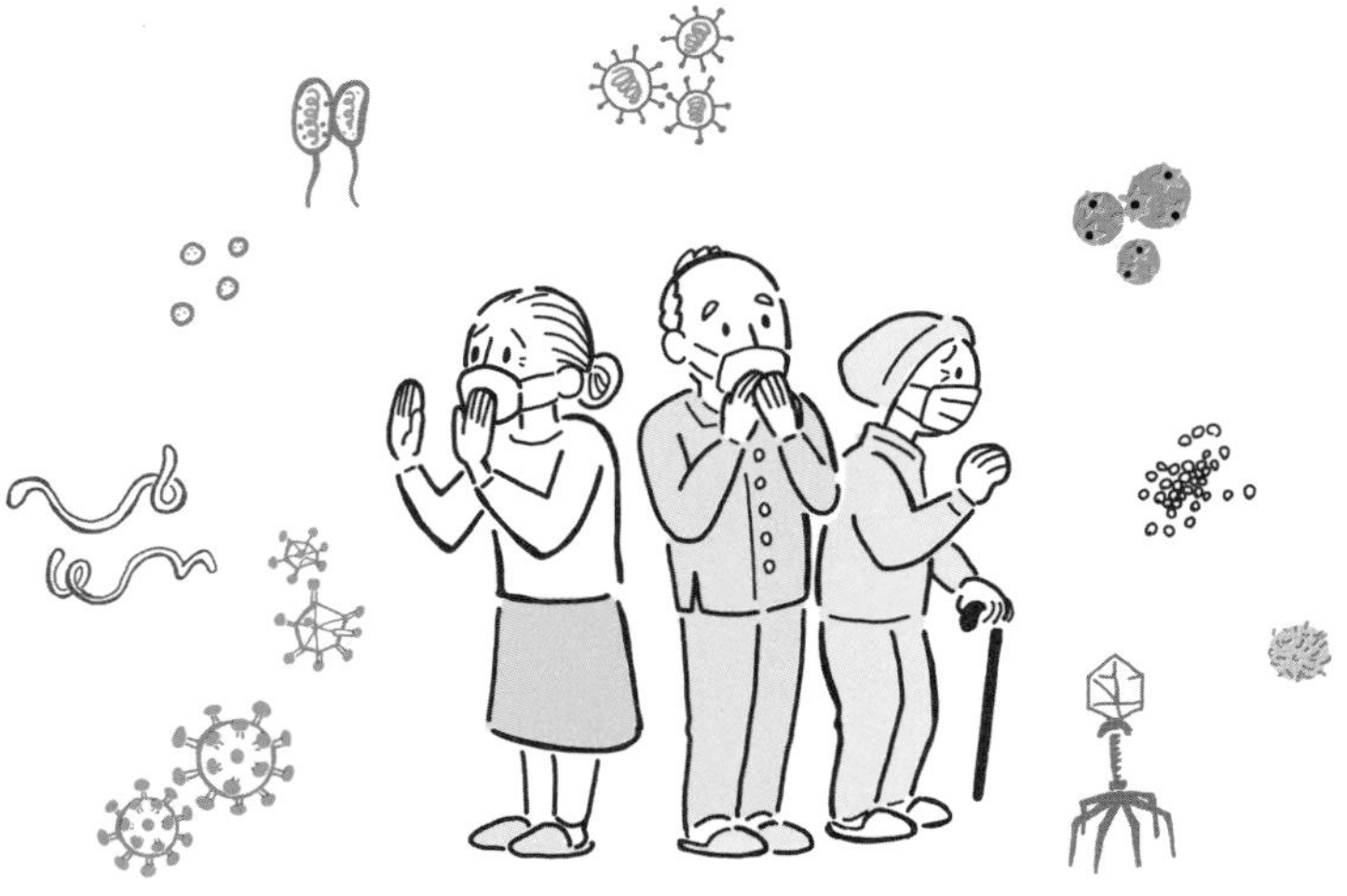

高齢者の周囲環境にある多種類の病原体。

れは日本だけでなく、先進国ではだいたい似たような状況にあります。

たとえば、1993年スイスのジュネーブの老人病院から報告された3000例の病理解剖のうち、肺炎は43・9%、尿路感染症は12・3%と感染症が合わせて56%を超えています。つまり、がん、心臓病、脳血管障害などの病気で**寝込んではいても、直接死因は肺炎などの感染症が多い**ことをこのデータは示していま す。

感染症と免疫系の闘い

人類の歴史は、食糧確保を巡る戦争の歴史であると同時に感染症と対峙してきた歴史でもあります。多くの薬が開発された現在でも、世界全体で、毎年亡くなる6000万人以上の人のうち25%強は感染症が原因といわれています。

その中には肺炎、エイズ、下痢、結核、マラリア、はしかなどの感染症が含まれます。日本の戦前の死因統計でも結核、肺炎などの感染症がトップファイブを占め、糖尿病などいま注目される生活習慣病はずっと下位にありました。

感染症の原因は、病原体（微生物）です。われわれの身の回りには、細菌、カビ、ウイルスなどの微生物があふれています。病原体は目に見えませんが、その存在を感じることができます。うっかり置き忘れた食べ物が腐るのは、空気中の微生物が付着し、増えるからです。水でも放置しておけば濁るのは、混入した細菌が増えたことを示しています。

その細菌・ウイルスに対抗するのが免疫系で、この免疫系なしには、われわれは生きることができません。

世界的猛威をふるった感染症として有名なのはペストです。ネズミが運び屋となり、菌を持ったノミにかまれた人間が発病します。

ペストの流行が最初に記述されたのは、紀元前5世紀のギリシャ・カルタゴの戦争です。この戦争での敵は、相手軍ではなくペストの流行でした。2度にわたる戦争で勝ったのは、ペストに強かったギリシャ軍だったのです。ギリシャ軍は以前にペストにかかって、生き残った人が多く、免疫を持っていたので、ペストに強かったのです。

その後、ヨーロッパではたびたびペストの流行が起こり、全身、皮膚に斑点ができることから黒死病といわれ、人類滅亡もささやかれたほどでした。15世紀初頭までにペストで死亡した人は、当時のヨーロッパの人口の3割、数千万人に達したといわれます。

リンパ腺から肺に入ったペスト（肺ペスト）は、呼吸を通して空気感染します。治療は抗菌剤と、ワクチンがありますが、抗菌剤を使用しても致死率はけっこう高いのが特徴です。また、ワクチンは副作用が強いとされています。

日本では明治以降に感染の記録がありますが、1926年を最後にペスト患者の報告はありません。しかし、依然、持続感染が広がっている国・地域もあります。海外に渡航する時は、その国で流行している感染は何かを調べてから行く必要があるのです。

つまり、がん患者でも感染症による死を回避することができればもう少し長生きできることになります。**免疫力を高いレベルに維持すると、感染症にかからない分だけ、QOL（quality of life：生活の質）が高く、楽に感じる**といえます。がん治療もこの免疫力を高めたり、維持したりするという視点で行われてもよいと思います。

がん患者の約5割は感染症にかかる

高齢者になると感染症とがんの発症が増加することはどなたも知るところです。65歳以上の高齢者のがんの発症率は、若い人の約10倍高いといわれます。その理由を簡単に説明すると、加齢とともに、免疫力が低下するからです。

がんが見つかれば、手術で病巣を摘出し、さらに抗がん剤の投与や放射線照射が施行されること少なくありません。これらの手術、抗がん剤、放射線のどれも、免疫力をさらに低下させます。

不幸にして亡くなったがん患者さんを病理解剖で調べてみますと、がんが臓器の周囲に浸潤し、全身に広がったりして、直接の死因となっている例も当然あります。しかし、注目すべきことは、**がんが全身を蝕む前に、感染症で亡くなる患者さんが少なくない**ことです。たとえば、300床くらいの中規模病院の病理解剖例の約半数は、感染症が直接死因です。また、700床以上の大学附属病院における、がんの病理解剖例でも30%以上に感染症が併発しています。

つまり、がん患者でも感染症による死を回避することができれば、苦しまずにもう少し長生きできることになります。

免疫力があっての抗菌剤

第二次世界大戦以後に寿命が延びた要因の一つとして抗菌剤の登場が挙げられます。それは低下した免疫機能を補強する働きがあったからだといえます。さらに付け加えると、**免疫力が極端に低下した状態では、抗菌剤は効きません**。たとえば、免疫不全状態のエイズの場合には感染があっても、抗菌剤は効果がありません。**免疫系があっての抗菌剤**なのです。

ここまで、感染症は今でも怖い存在であり、人類が感染症と対峙していることを見てきました。次節では、感染症に立ち向かうため、人間が備える精巧な免疫システムについてみていきましょう。

2 そもそも免疫とはなにか

ワクチンの登場と免疫学の進歩

免疫とは、「疫」病から「免」れるという意味です。つまり、感染症に「一度かかったら同じ感染症には二度目はかからなかったり、軽い症状で済んだりする」ことです。このことは経験からわかっていました。この経験則を治療に応用したのが免疫学の父と呼ばれる英国の医師、エドワード・ジェンナーの種痘です。

ジェンナーは、乳搾りの女性は天然痘にかかりにくいことに注目し、それは彼女たちが牛の病気である「牛痘」にすでに感染しているためであると推測しました。そこで、健康な人に牛痘に感染した患者の膿《うみ》を注射することを考案したのです。天然痘も牛痘も同じウイルスの仲間が感染して引き起こしますが、牛痘のほうが軽かったのです。

ジェンナーは、8歳の少年に牛痘を接種しました。少年は牛痘にかかりましたが、症状は軽く6週間ほどで回復したのです。その後、ジェンナーは少年に天然痘を接種しましたが、天然痘の症状は全く出なかったのです。

ジェンナーの考え方は当時の学界に全く受け入れられませんでした。このワクチンの考え方が学界で受け入れられたのはルイ・パスツールが登場した100年後のことです。パスツールは、ニワトリコレラという感染症が病原菌のニワトリコレラ菌の毒性を弱めた後で接種することで予防できることを示したのです。

パスツールは、この弱毒化したニワトリコレラ菌をジェンナーにちなんでワクチンと呼びました。牛痘は、牛を意味するバッカス（Vacca）にちなんで、バクシニア（ワクチュニア）と呼ばれていたのです。

パスツールはこの手法で、狂犬病のワクチンも開発しました。狂犬病のワクチンの成功により、パスツール研究所ができ、免疫学は一つの学問領域になったのです。

ジェンナーのワクチン開発以来、次々に免疫に関連する細胞、仕組みなどが解明されています。初めは、抗血清（抗体）を中心にした**液性免疫**[*3]が主流でした。その中には、ジフテリアや破傷風の免疫で名を挙げた北里柴三郎もいました。

その後は、**リンパ球**[*4]を中心とする**細胞性免疫**[*5]の仕組みが急速に解明されてきました。

20世紀後半における免疫学研究の進歩は著しいものがあります。1960年代初頭の胸腺の免疫機能の発見は近代免疫学の基礎となりました。この発見によって、免疫学の体系が出来上がりました。

そして、**われわれは今、パンデミックのコロナ感染症を、ワクチン接種で何とか克服しよう**としているところなのです。

＊３　液性免疫、＊５　細胞性免疫
液性免疫は、病原体と結合し傷害する（中和）抗体からなり、免疫系の細胞（B細胞）により作られる。細胞性免疫は好中球、マクロファージなどの自然免疫系の細胞とキラーT細胞などの獲得免疫系がある。

＊４　リンパ球
白血球の20〜40％がリンパ球で獲得免疫系のT細胞、B細胞、および自然免疫系のNK細胞などが含まれる。

免疫を構成する3つの要素

免疫力は、病原体の感染からからだを守る総合的な能力であり、感染防御機構の中心システムです。それを構成する要素を大きく分けると、

①皮膚・粘膜の物理的バリアー
②**好中球**[*6]・マクロファージなどからなる免疫（自然免疫系[*7]）
③リンパ球からなる免疫（獲得免疫系[*8]）

の3つに分けられます（47ページ）。

私たちのからだはこの3つのいわば「砦」（47ページ）によって守られているといえます。

免疫力はこの3種類の異なるシステムの総合力ですが、一般的に免疫といった場合には、②、③を構成する白血球、リンパ球を中心とした免疫のことをいいます。

＊6　好中球（こうちゅうきゅう）
血液に含まれる細胞成分はリンパ球のところで述べた通りである。なかでも一番多いのが分葉してくびれた核を持つ好中球で、顆粒を持っているので、顆粒球ともいわれる。病原体を貪食・消化して、自然免疫の主役を果たしている。

＊7　自然免疫系
生体が、誕生以来持っている外的に対する一次防御系で、どんな病原体にも対応するが、後述の獲得免疫系のような免疫記憶は残らない。好中球やマクロファージなどが代表的な細胞である。

第1の砦は皮膚と粘膜

まず第1の砦から見てみましょう。

「皮膚」はからだ全体を包む組織です。成人における皮膚の表面積は1・5平方メートル前後に達します。この皮膚は、環境にあふれる細菌・ウイルス・カビ類の侵入を防ぐのにきわめて有効な物理的バリアーです。

皮膚とならび外界と接しているからだの組織に「粘膜」があります。粘膜には、口腔内、食道、胃、小腸、大腸などの消化器系粘膜と鼻腔、咽頭、気道、気管、肺胞などの呼吸器系粘膜があります。さらに付け加えれば、泌尿・生殖器系も粘膜で覆われています。いずれも上皮細胞からなる物理的バリアーであると同時に、粘膜特有の免疫系を所持しています。

口腔領域の粘膜で目立つのは「扁桃腺」です。扁桃腺は消化管の入り口にある

＊8　獲得免疫系　（P 45）
自然免疫を突破した病原体に対応する免疫系。一度、病原体に接触することで、それを覚えていて（免疫記憶）、2度目に同じ病原体に接した時は、液性免疫や細胞性免疫が迅速に対応し、病原体を殺傷する。

〔身体を感染から守る砦〕

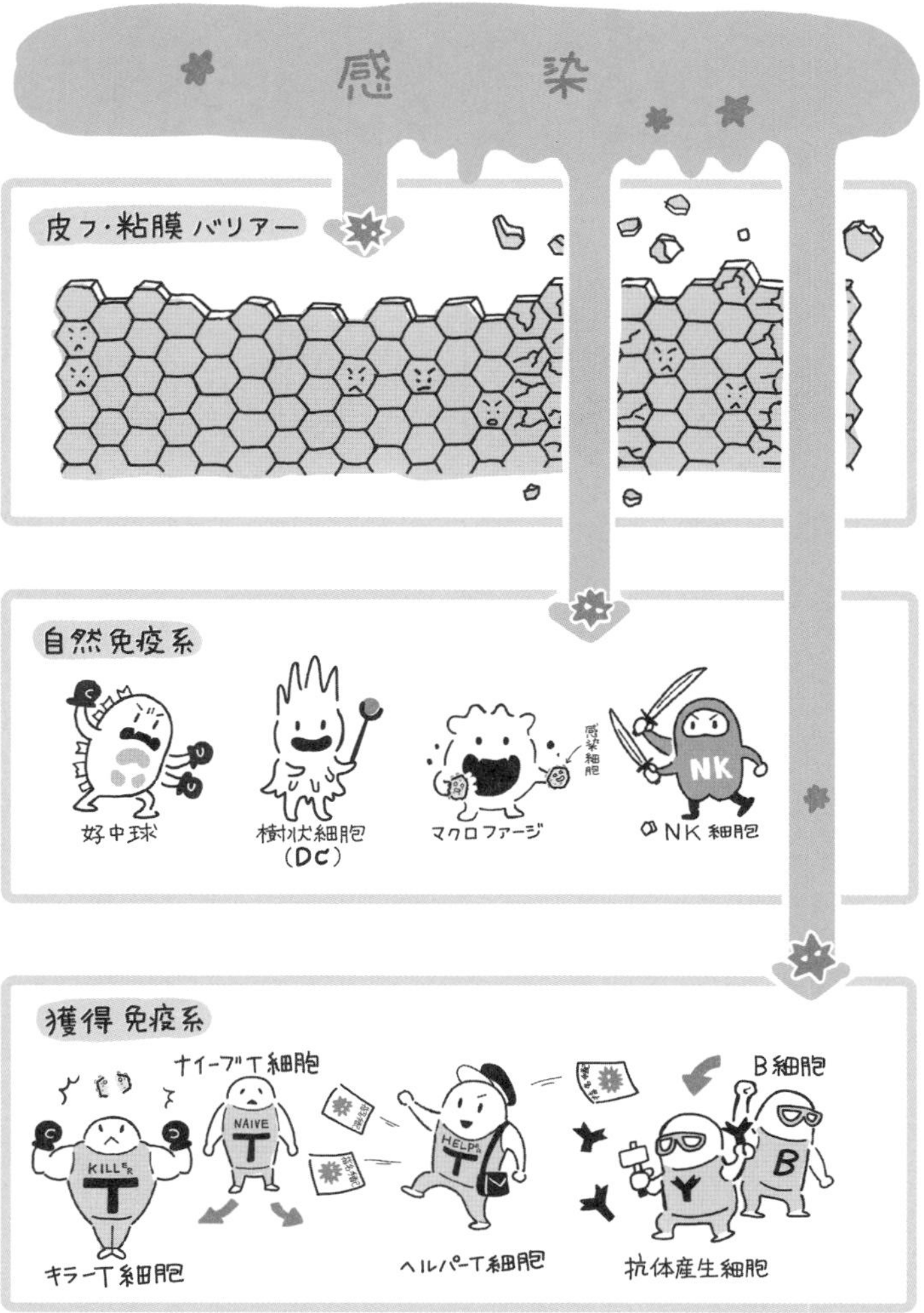

感染防御機構は皮膚・粘膜のバリアー、マクロファージ、好中球、ナチュラルキラー細胞（NK）などからなる自然免疫系、T細胞、B細胞のリンパ球からなる獲得免疫系の3重の層から構成されている。

関所で、病原体の侵入を見張っています。扁桃腺は個人差があり、子どもでは大きく、大人になると小さくなります。人によっては、扁桃腺が過剰反応する場合があり、慢性扁桃腺炎となり、大人になっても小さくならない場合もあります。

口腔領域には唾液腺として、耳下腺、舌下腺、顎下腺に加えて、たくさんの小唾液腺があります。それぞれ耳の下、舌の裏、下あご周辺に小さな袋があり、そこにためられた唾液が随時、分泌されています。1日に分泌される唾液の量は1・5リットルにも達します。

唾液は口腔内の乾燥を防ぐと同時に、唾液内に含まれる**免疫グロブリンA**[*9]が外からの細菌の侵入を防ぐ役割も担っています。

病原体が、こうした口腔内の関門を通過した場合、次に対処するのが食道と胃の粘膜です。胃が分泌する胃液は、pH3の強い酸性です。この強酸性の胃液により、たいていの細菌類は死滅します。

この極限環境下で生存できるのは、唯一、ヘリコバクター・ピロリという桿菌《かんきん》(棒状の形をした細菌)だけです。ピロリ菌は胃潰瘍や胃がんの原因といわれています。

＊9　免疫グロブリン
B細胞が病原体の情報を取り込むとその病原体の有害な力をブロックする免疫グロブリンを産生する。その構造により、G, M, Aタイプがあり、血液・体液中に存在するが、免疫グロブリンAは消化管や唾液中に多い。

胃の先には十二指腸、さらには小腸があります。小腸粘膜には「柔突起」と呼ばれるたくさんの襞《ひだ》と絨毛《じゅうもう》があります。栄養の吸収をしやすいように、表面積を大きくしていますが、この柔突起を広げると、その面積は畳100畳分にのぼるといわれています。粘膜からは、さまざまな消化酵素が分泌されます。

食物の消化は、唾液内の酵素で始まり、胃ではたんぱく質を分解する消化酵素ペプシンが、十二指腸では膵臓から分泌されたんぱく質を分解するキモプシンやトリプシン、炭水化物を分解するアミラーゼ、脂肪を分解するリパーゼなどの複数の酵素により、消化が進んでいきます。小腸に送られた食物は小腸からの酵素も加わり、さらに細かく分解され、吸収されるわけです。

小腸の広い粘膜内には多数のリンパ球があり、少なく見積っても、その数は10の10乗個を超えるといわれます。この消化管内のリンパ球は、ビフィズス菌、乳酸菌など腸内細菌と共同で感染防御を担います。**消化管は栄養の吸収だけでなく、免疫力のうえでも大きな役割を果たしています。**

第2の砦は自然免疫系

細菌・ウイルスなどの微小生物が、第1の砦を突破できなければ、感染は成立しません。ところが、たいていの病原体を寄せ付けない皮膚も、**外傷で傷つけられると、案外もろいものです**。

皮膚、粘膜を突破すると、次に微生物は体内のいろいろな細胞に遭遇することになります。微生物は細胞の中に潜り込み増殖をたくらみます。細胞と微生物との戦いの始まりです。

ここで、人間がもともと備えていた免疫部隊が活躍します。第2の砦を守る免疫部隊は「自然免疫」と呼ばれます。ここで少し自然免疫の役者を整理して紹介しておきましょう。

人間の体内には、血液とリンパ液が隅々まで行き渡るようにネットワークが構成されています。血液には、さまざまな細胞や物質が含まれています。代表的な

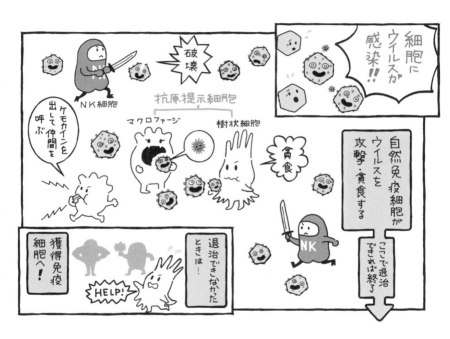

ウイルスを処理する自然免疫系。

のが赤血球と白血球です。

赤血球は、酸素を運ぶ役割を担います。一方の白血球には、リンパ球と好中球あるいは顆粒球（細胞の中に染色素に親和性の低い顆粒が多い）、そして貪食《どんしょく》細胞（マクロファージ）があります。

自然免疫の主役は、好中球やマクロファージ、樹状細胞です。からだに侵入した病原体で刺激された細胞は、白血球を呼ぶためのシグナルを出します。これはサイトカインの一種「ケモカイン」と呼ばれるものです。

ケモカインの作用により、好中球やマクロファージ、**樹状細胞**[*10]などが微生物の侵入を確認した場所に集まってきます。これらの細胞の特徴は、血液中をパトロールしていて、ケモカインの信号を受けるとその現場に駆け付け被害を最小限に抑えることです。110番の通報を受けて駆け付けるパトカーのようなものです。現場に駆け付けたこれらの細胞は、細菌などの「病原体」を直接飲み込んで処理します。これを貪食・消化といいます。

この白兵戦では多く細胞が自ら身を挺《てい》して死に、膿となりますが、マクロファージや樹状細胞により、病原体の情報は第3の防御の砦であるリンパ球からなる

＊10　樹状（じゅじょう）細胞
特有な樹状といわれる細胞突起を持つ。血液中には少ないが、全身の組織中に分布し、病原体を取り込み、抗原提示細胞として、その情報をＴ細胞に伝える役割を持つ。

獲得免疫系に伝えられます。ウイルス感染の場合には、細胞内に入って増殖するので、初感染であれば、マクロファージ、樹状細胞、NK細胞が処理細胞として働きます。血液の白血球の反応を見ますと、細菌感染では好中球が増加しますが、ウイルス感染では、リンパ球が増加することが多いのです。

自然免疫は、もともと自然に備わっていたもので、侵入してきた病原体や異物を手当たり次第退治していきます。それでも、全く手当たり次第ではなく、前述のケモカインや病原体を認識する受容体（TLR）を介する働きとなります。

一方の獲得免疫は、自然免疫より高等な仕組みです。すなわち一度侵入してきた病原体の樹状細胞やマクロファージからの情報をもとに、その病原体を退治する仕組みが作られ、その情報を長期間覚えているのです。そして、その病原体が、再度侵入してきた時には、すぐに攻撃し、駆逐するのです。

つまり、自然免疫が先天的な免疫だとすると、獲得免疫は文字通り、後天的に獲得した免疫であるといえます。

第3の砦は獲得免疫系

獲得免疫の主役はリンパ球です。

リンパ球には、機能が異なるT細胞、B細胞、NK細胞（ナチュラルキラー細胞）など数種類あることが知られています。リンパ球は免疫の中核です。血液中だけでなく、リンパ液、リンパ節、脾臓、扁桃、腸管粘膜などに存在します。

リンパ球を代表するのはT細胞です。外敵に直接関わるだけでなく、司令塔となって免疫反応をコントロールする役割もあります。

T細胞のTは、胸腺（Thymus）を意味しますが、骨髄に多くある造血幹細胞から作られたリンパ球は、「免疫の学校」といわれる胸腺を「卒業」することでさまざまな機能が備えられるのです。

このT細胞の機能の中心にあるのが病原体などの抗原を認識する受容体です。

この受容体は抗原となる病原体ごとに異なり、100万種類の病原体があれば、

〔免疫に関わる細胞〕

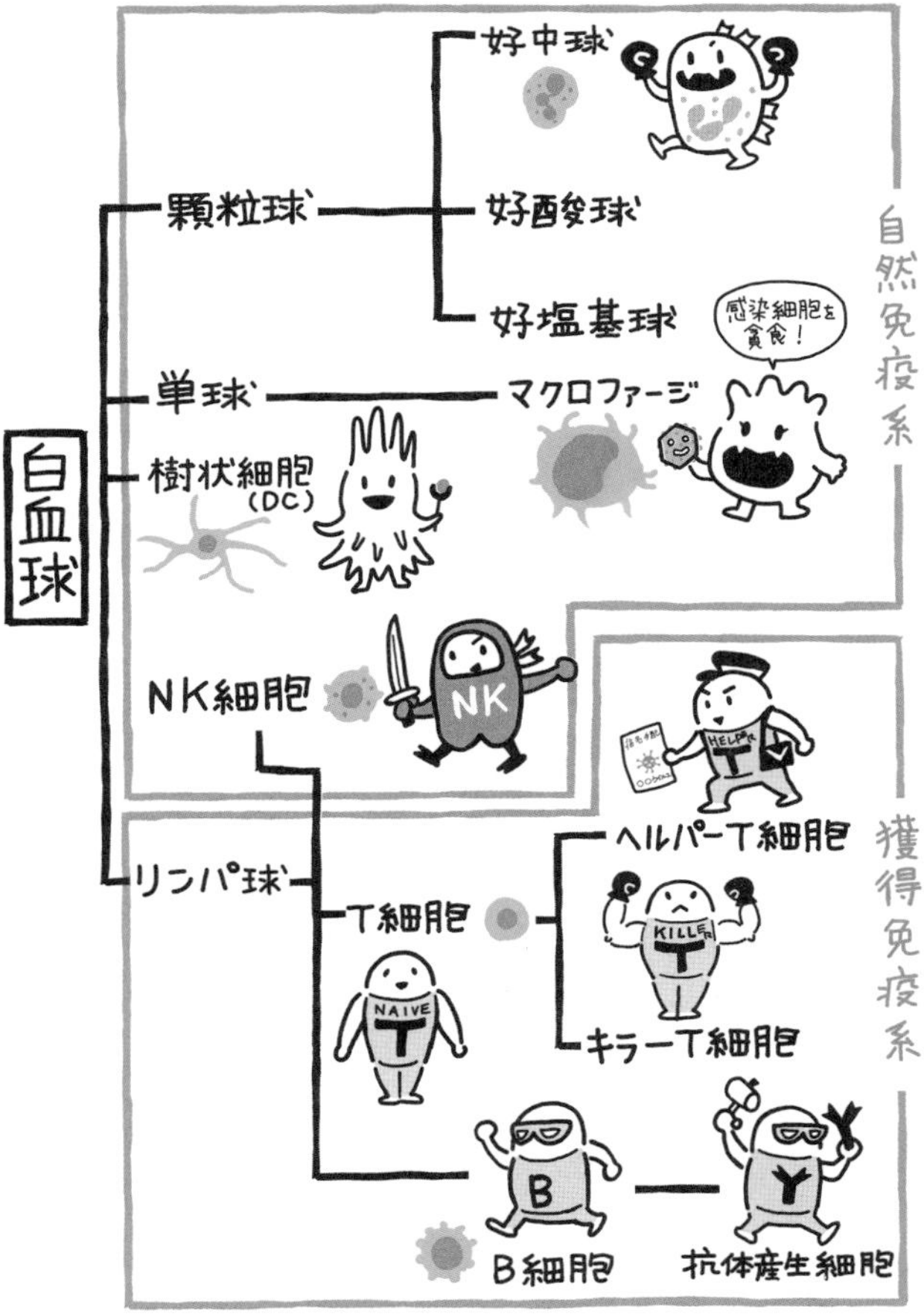

免疫細胞は広義の白血球に属する。血液1マイクロリットルの白血球数は 3500 ～ 10000 と個人差があり、その中で顆粒球（好中球）（40 ～ 60%)、単球（数%)、リンパ球（20 ～ 40%）が通常検査でわかる。
自然免疫系と獲得免疫系はお互いに連携しながら、働いている。
たとえば、・B細胞の作る抗体が好中球やマクロファージによる病原体の貪食を助ける。
・単球、樹状細胞がT細胞の病原体の認識を助ける。

100万種類の少しずつ異なるT細胞があることになります。

二つの大きな亜集団があります。

一つは「**ヘルパーT細胞**」※11（CD4陽性細胞）と「**キラーT細胞**」※12（CD8陽性細胞）です。

ヘルパーT細胞は免疫細胞の司令塔になり、他の免疫細胞に感染源の情報伝達を行い、サイトカインを分泌して、必要な細胞群の増殖を促進し、病原体を退治する軍団の指示をするのです。

キラーT細胞はウイルスに感染した細胞や腫瘍細胞を直接殺傷するパワーのある細胞ですが、その機能を持つには、ヘルパーT細胞の助けが必要です。

一度出会ったことのある病原体などに対しては記憶があり、再感染に対しては、迅速に作用します。

もう一つ大切なリンパ球に「B細胞」があります。B細胞のBは骨髄（Bone marrow）由来という意味です。病原体に直接働く抗体を産生する重要な細胞で、この場合もヘルパーT細胞の助けが必要です。抗体は免疫グロブリンという、たん

※11　ヘルパーT細胞
免疫系における重要なグループの一つで、免疫系の細胞が抗体を産生し、次に述べるキラーT細胞への発達を助けるための重要な働きをする。細胞表面にCD4というタンパクを発現する。

ぱく質として、血液中の血清の中に存在し、ウイルスや細菌などの病原体に直接作用し、その働きを封じます。

一度感染した病原体には即座に強く反応することや、ワクチンが効く原理は、T細胞やB細胞に感染の記憶が残るからです。とくにB細胞で作られた抗体は体内に、しばらく残存し病原体の排除に即座に働きます。

地球上には抗体が作られる感染源である抗原は10万～100万種類もあるといわれますが、どうしてそんな膨大な数の抗原に対応できるのでしょうか。

実は、人間は、抗体のさまざまな部品を作る能力があり、これをつなぎ合わせて（再構成して）、多種多様の抗原に対応する抗体を産生《さんせい》できるのです。

このメカニズムを発見したのがマサチューセッツ工科大学の利根川進教授です。利根川教授は、「抗体の再構成の仕組みの解明」で1987年のノーベル生理学・医学賞を単独で受賞しています。T細胞受容体も抗体と同様なメカニズムで多種類の受容体を作ることができるのです。

T細胞、B細胞は免疫でとても重要ですが、病原体に対し本格的攻撃を始める

※12　キラーT細胞　（P 56）
ウイルス感染細胞を除去し、また腫瘍細胞を殺傷する働きをする。細胞表面にCD8というタンパクを発現する。

には数日かかるといわれます。その間に対処するのが「NK細胞（ナチュラルキラー細胞）」です。**病原体に感染した細胞からのSOSに即座に対応して、感染細胞を破壊してしまいます。**

獲得免疫において大事なのは100万種類以上もある病原性微生物に対して、これらの多種多様なリンパ球がそれぞれの役割を担いながら闘うことにあります。まるでそれはオーケストラのように協調的な共同作業であり、このハーモニーがそろうことで感染防御力を発揮するわけです。

一つの抗体・T細胞受容体は対応する病原体に対しては作用しますが、

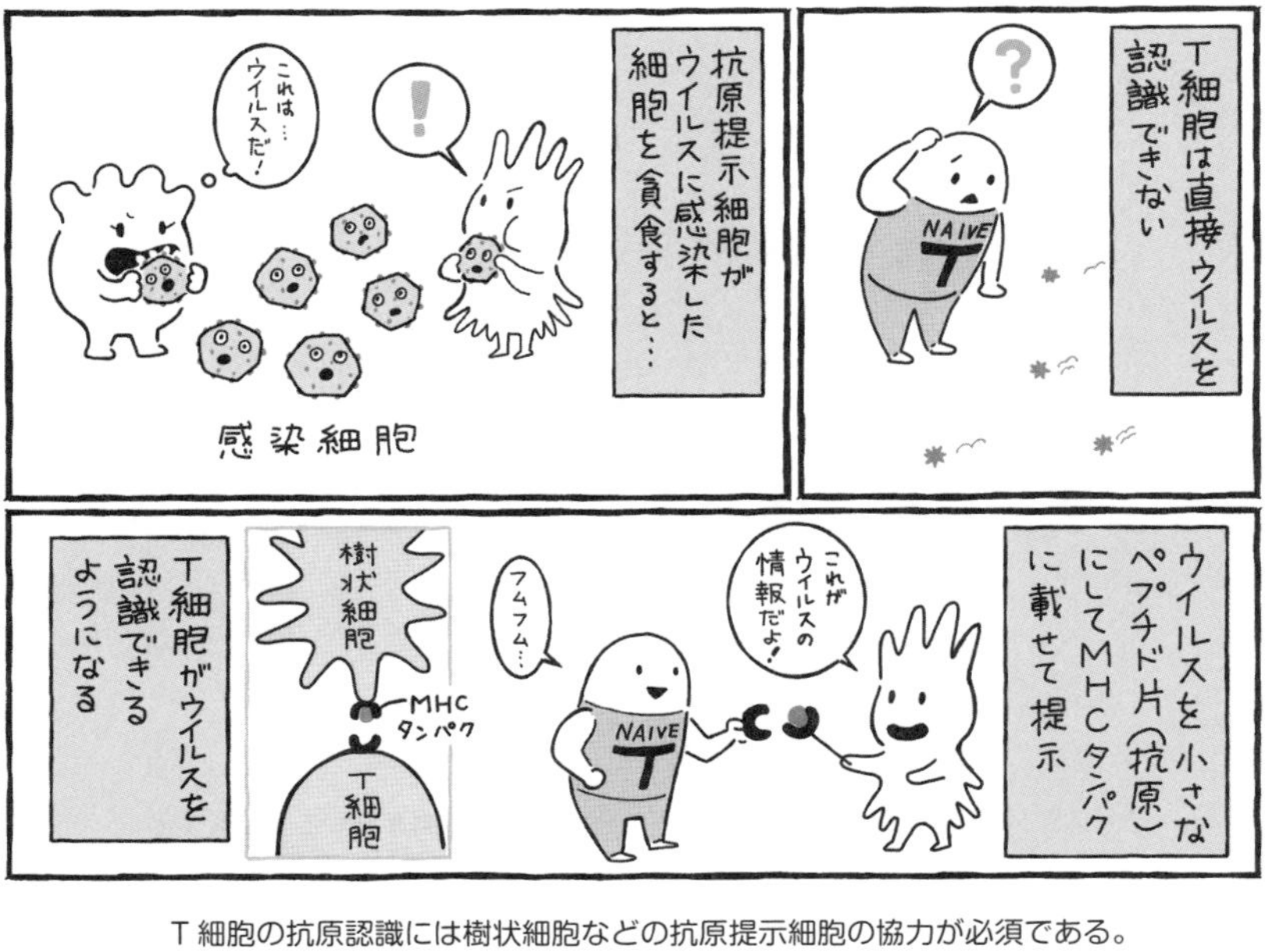
T細胞は直接ウイルスを認識できない
?
NAIVE T
抗原提示細胞がウイルスに感染した細胞を貪食すると…
!
これは…ウイルスだ！
感染細胞
ウイルスを小さなペプチド片（抗原）にしてMHCタンパクに載せて提示
これがウイルスの情報だよ！
フムフム…
NAIVE T
樹状細胞
MHCタンパク
T細胞
T細胞がウイルスを認識できるようになる

T細胞の抗原認識には樹状細胞などの抗原提示細胞の協力が必須である。

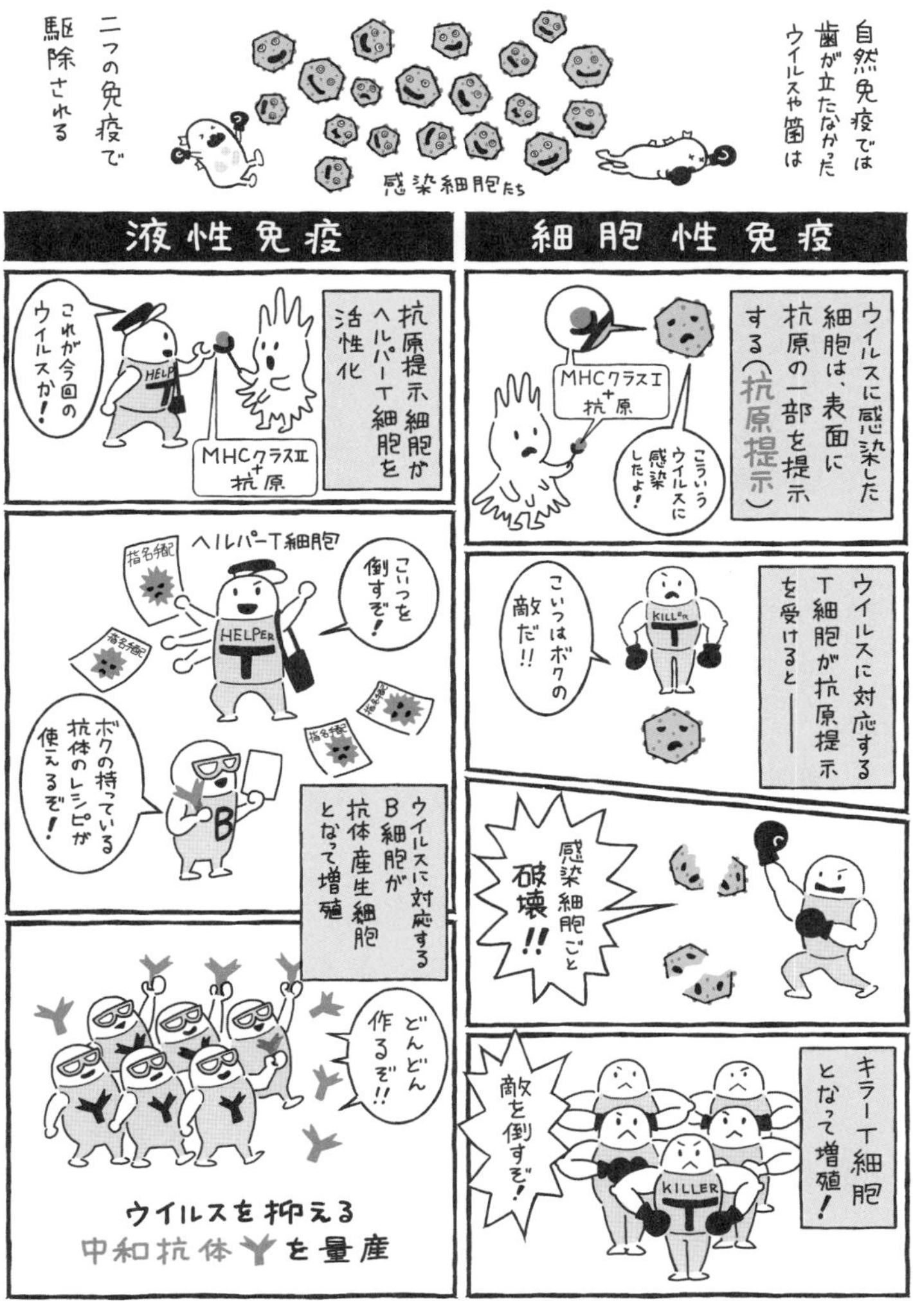

自然免疫では
歯が立たなかった
ウイルスや菌は
感染細胞たち
二つの免疫で
駆除される
液性免疫
細胞性免疫
抗原提示細胞が
ヘルパーT細胞を
活性化
これが今回のウイルスか!
MHCクラスII + 抗原
HELP
ヘルパーT細胞
指名手配
こいつを倒すぞ!
HELPER
ボクの持っている抗体のレシピが使えるぞ!
B
ウイルスに対応する
B細胞が
抗体産生細胞
となって増殖
どんどん作るぞ!!
ウイルスを抑える
中和抗体を量産
ウイルスに感染した
細胞は、表面に
抗原の一部を提示
する(抗原提示)
MHCクラスI + 抗原
こういうウイルスに感染したよ!
ウイルスに対応する
T細胞が抗原提示
を受けると——
こいつはボクの敵だ!!
KILLER
感染細胞ごと
破壊!!
キラーT細胞
となって増殖!
敵を倒すぞ!
KILLER

第3の砦は獲得免疫系。B細胞は抗体産生細胞となり抗体を産生し液性免疫の主役となり、一方、T細胞は発達してキラーT細胞となって細胞性免疫を担う。(液性免疫と細胞性免疫については44ページの脚注を参照)

違った種類の病原体には作用しません。これが抗体の特異性です。

つまり、100万種類の病原体があれば、100万種類の抗体があるのです。しかし、T細胞は病原体を直接認識することはできません。自然免疫の役者であるマクロファージや樹状細胞が、病原体を細胞内に取り込んで(食べ)、消化し、小さいペプチド片として、MHC表面タンパクの溝に入れて細胞表面に出すと、初めてT細胞はそれを認識するのです。

このような働きをするマクロファージや樹状細胞を「抗原提示細胞」と呼びます。

一つのクローンとしてのリンパ球が病原体の情報を得て、病原体を駆逐するには、同じ働きを持つリンパ球(クローン)を増やして大きな集団となる必要があります。細胞一つでは病原体に太刀打ちできません。つまり、素早く分裂・増殖する能力も免疫力を構成する要素です。

こうした**免疫機能を利用して病気の予防に役立てたのがワクチン**です。先ほど紹介したジェンナーの種痘ワクチンもそうですが、病原体の感染が起こる前に無毒化した、あるいは弱毒化した病原微生物を人為的に体内に入れることで、免疫能力を引き出すのがワクチンです（なおワクチンについては、156ページに詳述しています）。

これまでの話をまとめると、こうなります。

第1の人のからだを城郭とすると皮膚粘膜は、城壁であり、口腔・鼻腔領域は城門にあたります。

第2の好中球は城壁の上に立ち、必要な時はいつでも戦える白兵戦用の守備兵です。そして、マクロファージ、樹状細胞は病原体の情報を獲得免疫系に伝える重要な役割を果たします。

そして第3の獲得免疫系のリンパ球は、さまざまな近代兵器で装備された兵隊と指揮官からなる近代的な精鋭部隊です。兵隊同士、兵隊と指揮官、指揮官同士は緊密な連絡を取りながら防御にあたります。高度な組織であるが故に、指揮系統が乱れると、一部の隊に反乱が起こることがあり、それが、アレルギーであり自己免疫病といえます。現代はこの一部兵士の反乱が問題となっているのです。

3 免疫力は加齢とともに衰える

免疫力のピークは思春期

免疫系は3つの砦からなりますが、そのどれが変化しても、免疫機能に影響します。

3つの中で加齢変化が著明なのは、リンパ球からなる獲得免疫系です。

まず、誕生直後の新生児期はほとんど機能しません。新生児期には、母親の母乳を経て新生児体内に入ったイムノグロブリンが大きな役割を果たします。誕生後すぐにリンパ球は外界の細菌・カビ・ウイルスに皮膚・消化管・呼吸器を通して曝《さら》され、それから時間をかけて、無数の外界物質に対する免疫機能が獲得されます。

この獲得免疫系は次第に形作られて思春期にはピークに達します。

その間、新生児期、幼児期、小児期には、危険がたくさんあります。事実、江戸時代には、生まれた子どもの半分程度しか成人に達しなかったそうです。明治以後になって、残された統計を見ると、新生児の死亡率は1899年で15％、1919年で19％とかなり高く、1％を切るのは第二次世界大戦後になります。

ちなみに、現在の新生児死亡率は0～2％で、やっと欧米並みになったばかりです。「七五三」で神社に感謝するのは本当にうれしいことであったのです。

思春期にピークを迎えた獲得免疫系は早くも20歳代には低下し始めます。それは早すぎるのではないかと思われるかもしれませんが、それが生き物としての人間の定めなのです。現在の平均寿命は80歳を超えた状態は人間の英知の結果で、本来の自然を超えているともいえます。

戦前までは、人生50年だったのです。人間を生物学的に見た場合には、50年で十分なのかもしれません。50歳になれば、次の世代が大人になり、種の保存には十分な役割を果たしているのです。平均寿命が50歳なら20歳から始まる免疫力低下でも、生物学的には相応なプロセスと考えられます。

この免疫力の低下の原因は3つあります。

第1は遺伝的背景。第2は感染症・がんなどの病気。第3はストレスです。人間としての活躍が上り坂を迎える前に、免疫機能は早くも下り坂に入っていくのです。

この低下のスピードは個人差が大きいのですが、一般的にいって40歳代にはピーク時の50%、70歳代には10%にまで低下することもあります。個人差が大きいのはいろいろなストレスが人それぞれで異なり、感受性も異なるからです。さらに年齢が進めば、免疫機能の低めの人は、いろいろな病気にかかり免疫力はさらに低下します。

個人差の幅は高齢者をみればわかります。80歳を過ぎても、30歳代の免疫力を維持している人も少なくありません。一方、低下の進行が早いと40歳代でも60歳代の免疫力になっている人もいます。

〔加齢に伴う免疫力の低下と病気の発生の増加〕

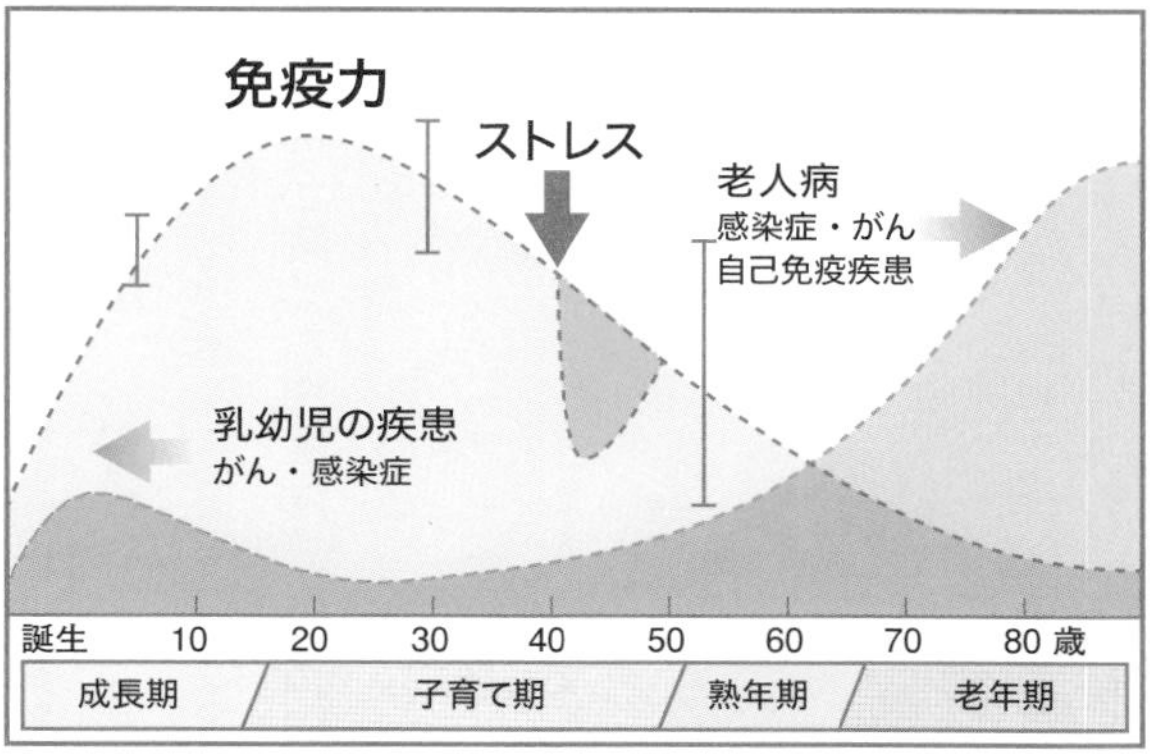

免疫力は 20歳前後にピークがあり、その後加齢とともに低下する。平均的に見れば、40歳代で、ピークの 50%になり、70歳代には 10%にまで低下することもある。低下が進むに伴い、いろいろな病気の発生が増加する。
免疫力のレベルは個人差が大きく、縦のバーで示すように個人差は年齢とともに増大する。
また、ストレスにより免疫力が大きく低下する。

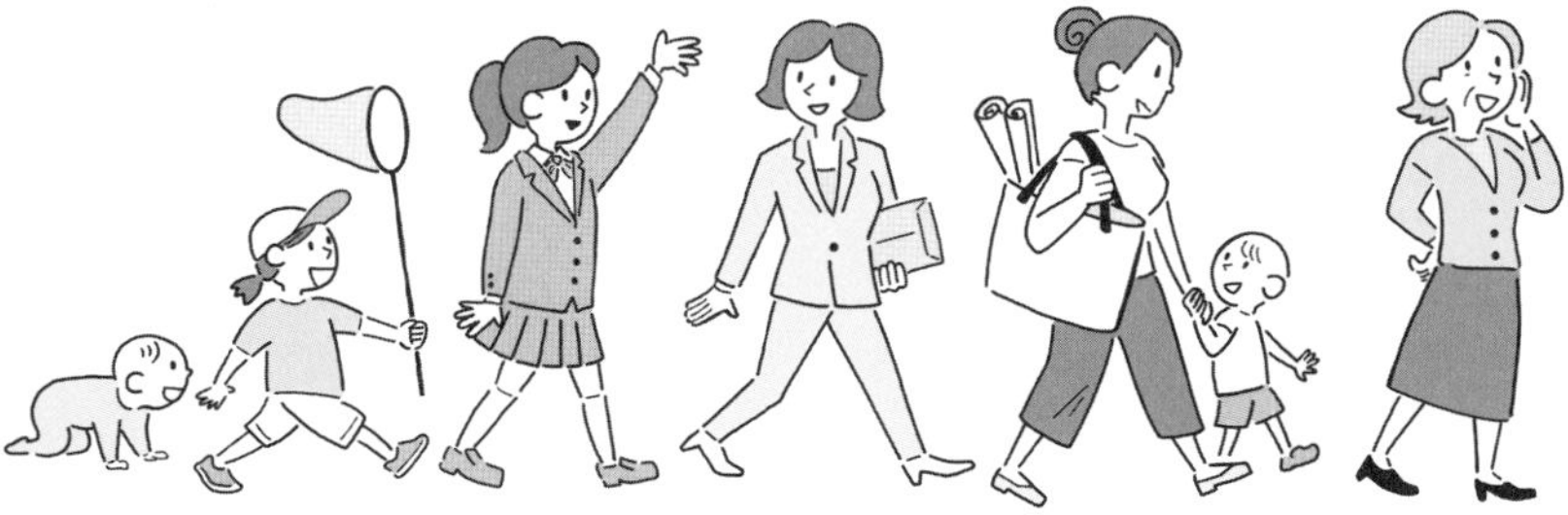

免疫力のピークは思春期。

一度、感染症にかかると同じ感染症には二度はかからないというのが免疫の基本です。これは、一度侵入した病原体の顔を覚えているからです。でも、**この免疫記憶が有効な期間は病原体により異なります**。はしかの場合には長く記憶されますが、インフルエンザの場合には、1～2年しかもたないので、毎年ワクチンを打つことになります。長くもつといっても、永久不滅なものではありません。

免疫記憶も、脳の記憶と同じように、年を取ると薄れていくということです。**この免疫記憶の程度も「個人差」があ**

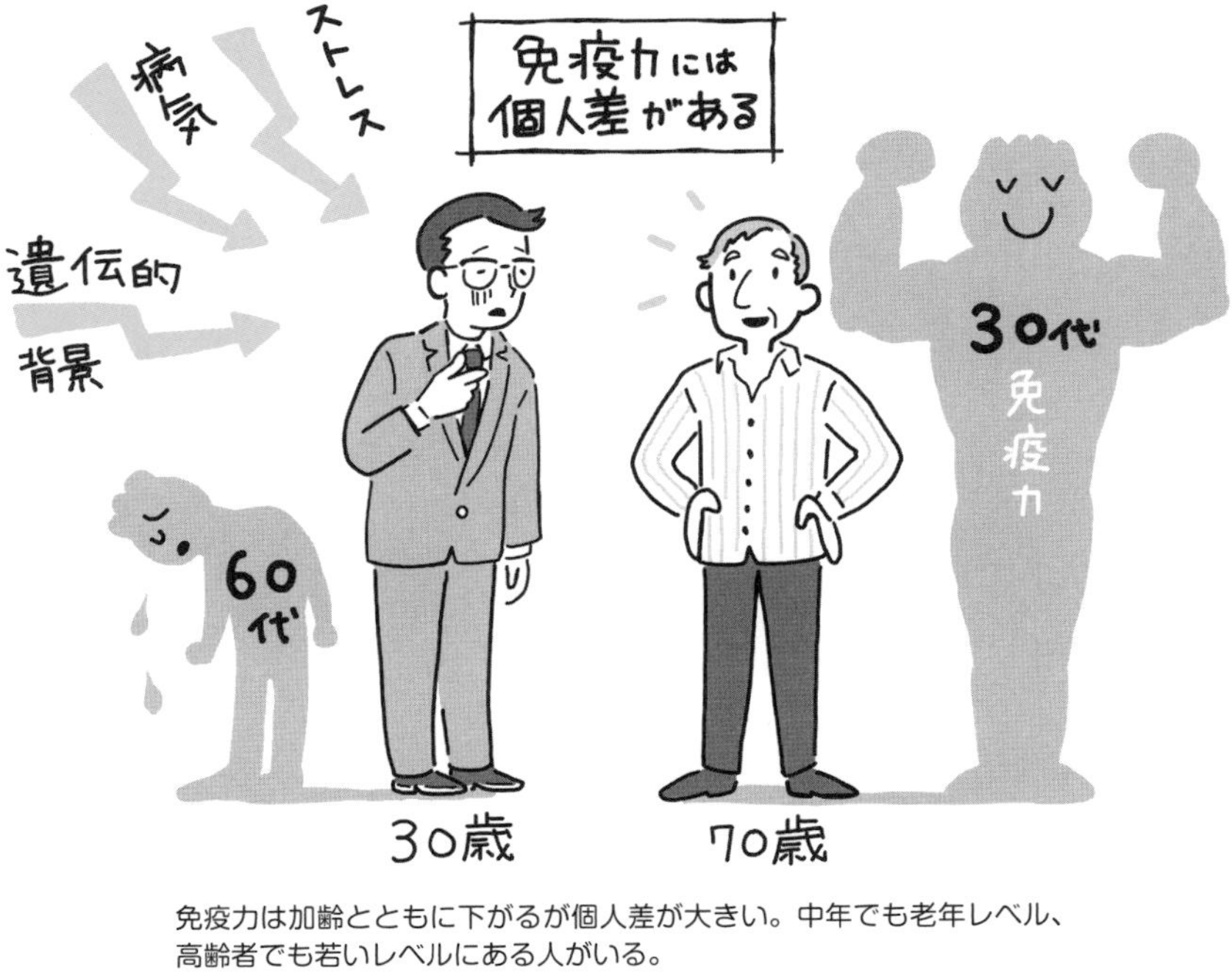

免疫力には
個人差がある
ストレス
病気
遺伝的
背景
60代
30代
免疫力
30歳
70歳

免疫力は加齢とともに下がるが個人差が大きい。中年でも老年レベル、高齢者でも若いレベルにある人がいる。

ります。小さい時に、はしかのワクチンを打ったのに、大学生になってはしかにかかったのは、この記憶が薄れたためでもあります。ほかの感染症でも同じことがいえます。

たとえば、最近、肺結核などが増加しているのは、青年時代に感染した結核菌が肺の中に潜んでいて、高齢になって免疫力が低下して顕在化するためです。のち（74ページ参照）に触れる帯状疱疹もそうです。身体の片側に水疱ができ焼けるような痛みを伴うので、多くの人を悩ましています。これも乳幼児期にかかった水痘ウイルスが神経節の中に潜んでいて、年を取って免疫機能が低下し、免疫記憶が薄れるころに再発するのです。

免疫力に性差があるのか

高齢者の免疫力を見た場合、興味深いのは男女の違い、性差です。健常な男性200人、女性200人、20歳から90歳にわたる人たちの、末梢血液を調べたデータが私のところにあります。

免疫機能は血液中のリンパ球数、T細胞数、T細胞の増殖能などで見ることができます。そのどれで見ても、**女性のほうが加齢変化のペースは遅く、高齢者で比べると、女性のほうが男性よりレベルが高い**のです。また、いろいろな病気にかかっている時やがんを罹患している時にも、**女性の免疫機能は男性より高い**というデータもあります。

男女差で決定的なのは、寿命の性差です。２０１９年の日本人の平均寿命は男性81・41歳、女性87・45歳で、女性の平均寿命は圧倒的に長いのです。この傾向は大半の国で認められます（次ページ）。生活習慣、文化では説明で

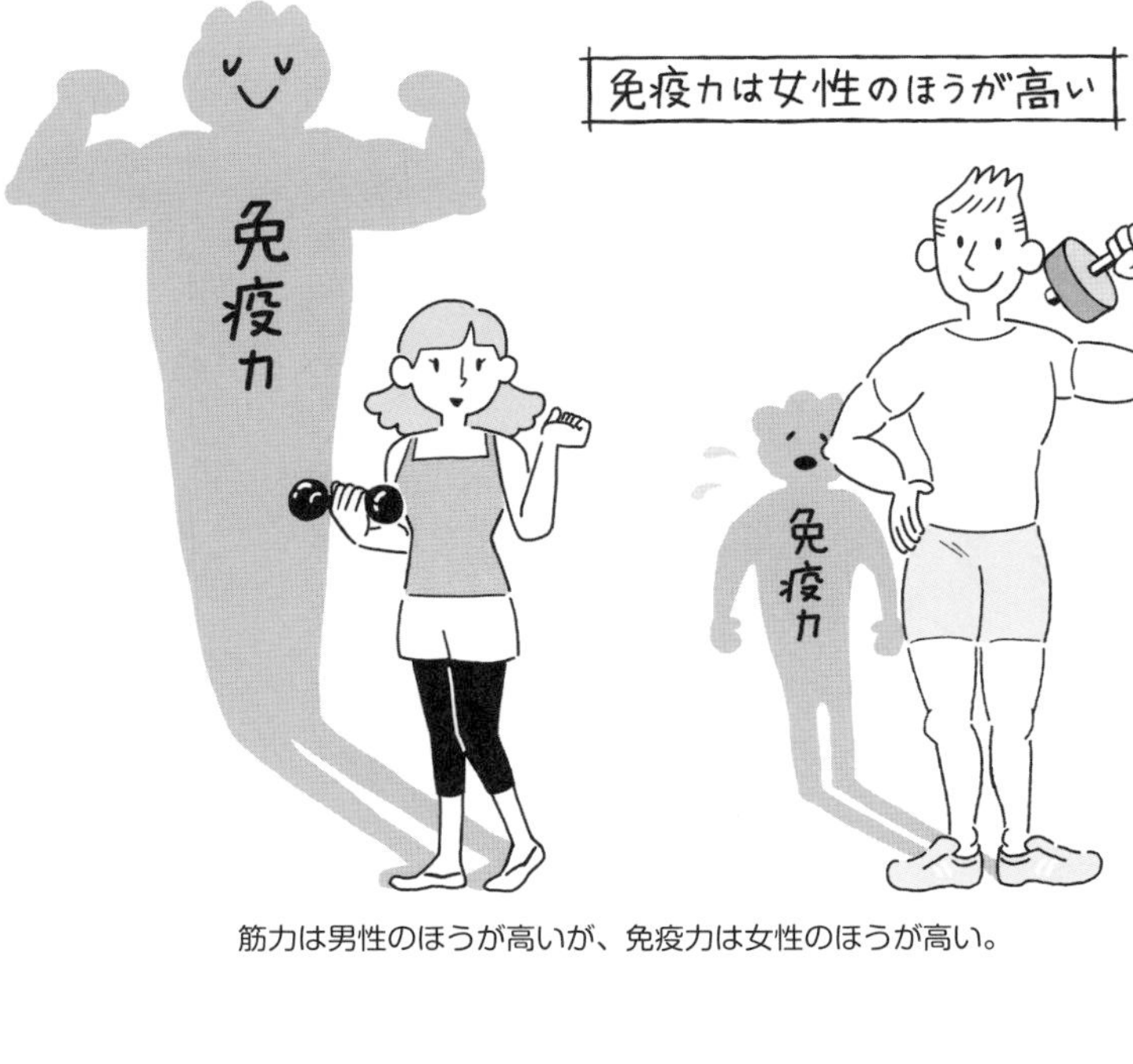

筋力は男性のほうが高いが、免疫力は女性のほうが高い。

〔健康寿命と不健康期間〕

	不健康期間（%）		不健康期間（年）		健康寿命		平均寿命		平均寿命男女差
	男	女	男	女	男	女	男	女	
日本	8.3	10.6	6.5	9.0	71.4	75.8	77.9	84.8	6.9
オーストラリア	9.3	11.4	7.3	9.4	70.1	73.2	77.4	82.6	5.2
オーストリア	9.3	10.7	7.1	8.7	68.9	73.0	76.0	81.7	5.8
ベルギー	9.5	11.6	7.1	9.4	67.7	71.8	74.8	81.2	6.4
デンマーク	7.3	10.9	5.5	8.7	69.3	70.8	74.8	79.5	4.7
フィンランド	9.1	10.8	6.8	8.8	67.7	72.5	74.5	81.3	6.8
ドイツ	9.1	10.9	6.8	8.8	68.3	72.2	75.1	81.0	5.9
アイスランド	9.8	11.6	7.7	9.4	70.5	71.9	78.2	81.3	3.2
アイルランド	8.3	11.2	6.1	8.9	67.6	70.4	72.7	79.3	5.6
アメリカ	10.8	13.5	8.0	10.7	66.4	68.8	74.4	79.5	5.1
イタリア	9.2	11.3	7.0	9.3	69.2	72.9	76.2	82.2	6.0
オランダ	9.4	11.9	7.1	9.6	68.7	71.1	75.8	80.7	4.9
ニュージーランド	9.1	11.6	6.9	9.4	69.1	71.5	76.0	80.9	4.9
ノルウェー	8.9	11.4	6.8	9.3	69.3	72.2	76.1	81.5	5.4
スイス	8.0	10.2	6.2	8.5	71.1	74.4	77.3	82.9	5.6
英国	8.8	11.3	6.6	9.0	68.4	70.9	75.0	79.7	4.9
フィンランド	9.1	10.8	6.8	8.8	67.7	72.5	74.5	81.3	6.8
スウェーデン	9.2	11.1	7.1	9.1	70.5	73.2	77.6	82.3	4.7

不健康期間＝平均寿命ー健康寿命　（2006 年　世界保健機関より作成）
平均寿命はどの国でも長くなったが、健康に暮らせる寿命（健康寿命）と比べると、6年から 10 年の差がある。つまり、亡くなる前の数年間はなんらかの病気を患っている人が多い。

きない、性差が歴然とあるのです。この寿命の性差の理由はいくつも考えられますが、その一つが女性の免疫力の優位性です。

しかし、**高い免疫力を持っていることは良いことばかりではありません**。免疫系は、もともとからだを構成している自分の細胞に対しては反応しないように作られています。**加齢とともにそのルールは少しずつ変化し、自分の細胞に対する抗体も産生する**ようになりますが、これは女性のほうが明らかに高いのです。

自己を攻撃する抗体が作られるということはどういうことでしょうか？　それは自己免疫疾患との関連が考えられます。この**自己免疫疾患は9対1で女性のほうが男性より多いのです**。

たとえば関節リウマチですが、これはリンパ球が関節の滑膜を攻撃・破壊する病気です。関節の隙間を埋めて動きをスムーズにする滑膜が破壊されると、まず痛みがでて、関節が変形したり、曲がったりすることになります。名前を挙げるにとどめますが、全身性エリテマトーデスやシェーグレン病、橋本病なども代表的な自己免疫疾患です。

第2章

ストレスの影響は個人差が大きい

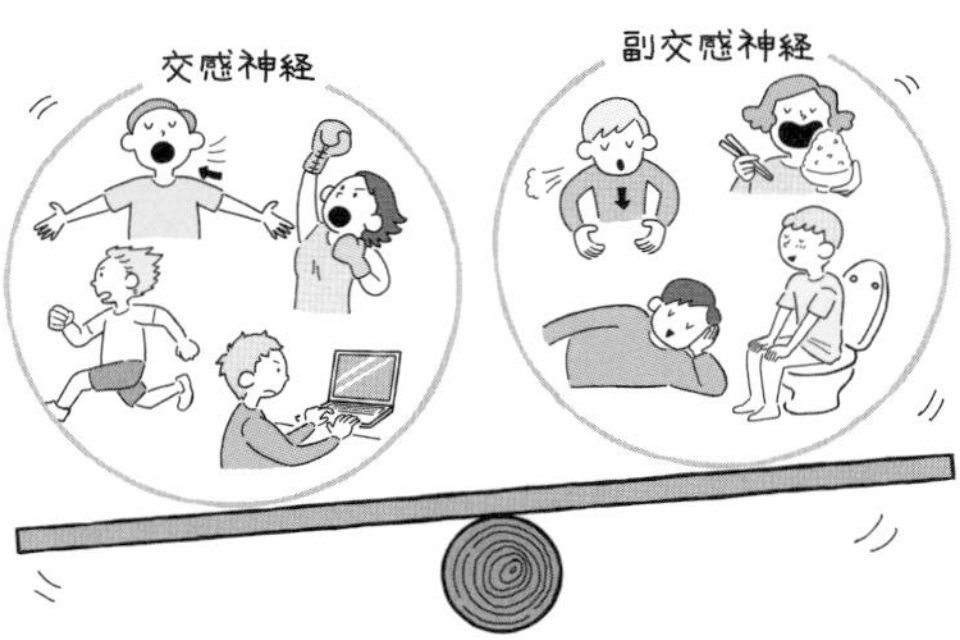

1 免疫力を脅かすもの

免疫力に及ぼすストレスの影響

免疫はいろいろな原因で機能低下することが知られています。がん、糖尿病などの病気も一因ですが、中でも問題なのは持続的なストレスの影響です。

日本は、第二次世界大戦以降、急激な経済成長を遂げ、公衆衛生面は大きく改善されました。しかし、車社会の到来で排気ガスによる大気汚染は、公害問題に発展した時期に比べよくなってはいますが、都心部ではけっして見過ごせるものではありません。

さらに、24時間開店しているコンビニエンスストアや夜を徹して働くシフト勤務などに代表されるように、ここ数十年、社会活動や労働環境は大きく様変わりしてきました。こうした生活は、人間にとって不適切な社会環境であり、不適切な生活習慣を強いられるようになってきました。

ストレスの大部分は、こうした複雑で過密な人間社会環境の中で発生するものです。つまり、現代社会の中でストレスは切り離すことのできない存在であるといえます。

一過性のストレスであれば、低下した免疫力もすぐ回復してきます。とくに若者の場合の回復は早いものです。

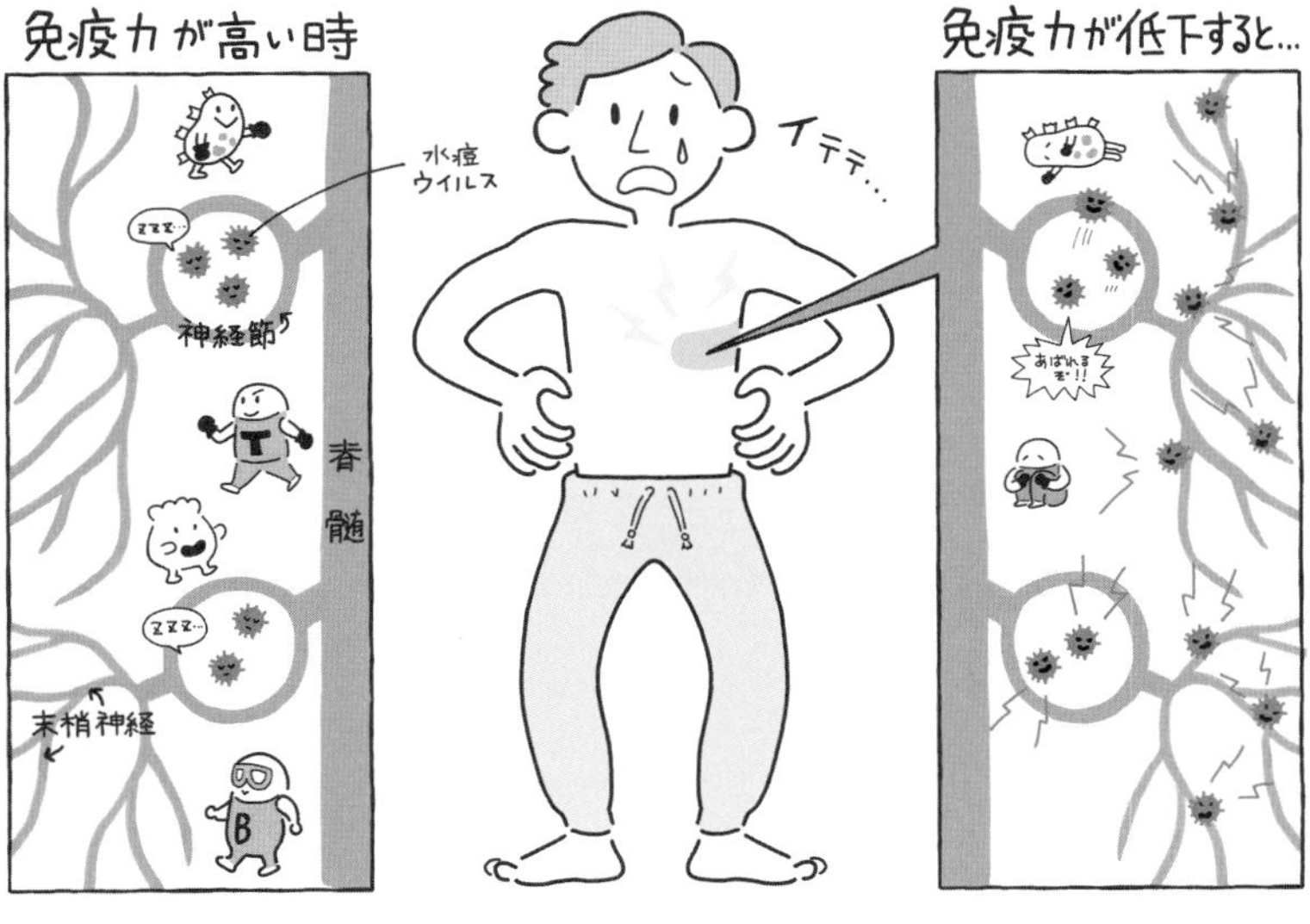

皮膚のヒリヒリした痛みから始まり、やがて水疱のできる帯状疱疹は、子どものころにかかった水疱瘡の再発で、免疫力が低下すると起こる。

ただ、**ストレスが長期的に持続すると、若い人でも免疫力の低下が起こります**。思わぬ感染症にかかるリスクが大きくなります。帯状疱疹や口唇ヘルペスなどがそれです。

帯状疱疹を起こすウイルスは、幼児から学童期前半にかかると、発熱とともに皮膚に水疱を伴う発疹を起こします。これが水痘症（水ぼうそう）です。

このウイルスは、免疫機能が確立すると、普段は神経節に潜んでいて悪さをしません。でも何かのきっかけで免疫力が落ちると、急に動き出し、背中や脇、口の周りに小さな水疱ができます。神経に悪さをするので、激痛が走ります。ストレス社会で、若いビジネスマンや主婦層などに患者も増えているようです。

ストレスが免疫に悪いといっても、同じようなストレスを受けてすぐに免疫力が低下する人がいる一方で、全く動じない人もいます。その影響は個人差が大きいといえます。

実は**免疫力に及ぼすストレスの影響の個人差は加齢変化よりも大きい**のです。

ストレスにはさまざまな形態がある

ストレスにはさまざまな形態があります。

たとえば、外からからだに加わるすべての刺激は度が過ぎればストレスとなります。暑さ、寒さ、痛さなどもそうです。一番問題となるのは、心理的なストレスです。不安、心配などがそうです。

また、**ストレスには短期的ストレスと長期的ストレスがあります**。

短期的ストレスは文字通り、期間が短く、そのストレス源がなくなれば心身の負担が回復されるものです。中高校生が受験直前に、不安や睡眠不足などに悩まされる場合は短期ストレスの一例となります。長期的ストレスとなる典型例は、脳卒中やアルツハイマー病になった両親の介護などで持続的に心身にかかる心配、不安などがあります。

ストレスが免疫力を低下させる仕組み

ところで、ストレスが免疫力を低下させる仕組みはどうなっているのでしょうか。

私たちのからだには、それこそ通信ネットワークのような神経系が張り巡らされています。神経には手足を動かす運動神経のような随意神経系と胃腸や血管の収縮など意図的に動かすことはできない不随意神経系、つまり自律神経がありま す。**ストレスなどの影響を受けやすいのは、この自律神経系です。**

自律神経は、**交感神経と副交感神経**に分かれます。交感神経は、活発に活動する時に働く神経で、エネルギー消費、興奮、緊張状態に深く関わってきます。活動すると心臓の働きも活発になり、呼吸数も増えますが、これは交感神経の末端からアドレナリン、ノルアドレナリンが分泌されてからだ全体が興奮している状態といえます。

一方、副交感神経はからだを休める時に働く神経です。副交感神経が刺激されると、アセチルコリンが分泌されて、からだ全体に作用します。すると心臓や呼吸を穏やかにし、胃腸では消化液の分泌を促し、血管を拡張させて血行を促進させるのです。

ストレスにより交感神経系が優位になれば、食欲が減退しますが、場合によっては、副交感神経が優位となり、食欲が亢進することもあります。ストレスがある時のやけ食いです。この場合は、食べ続けることでからだをリラックスさせようと、副交感神経の活動を優位にさせると考えられています。

交感神経と副交感神経は表裏一体の関係で、絶妙なバランスの上で成り

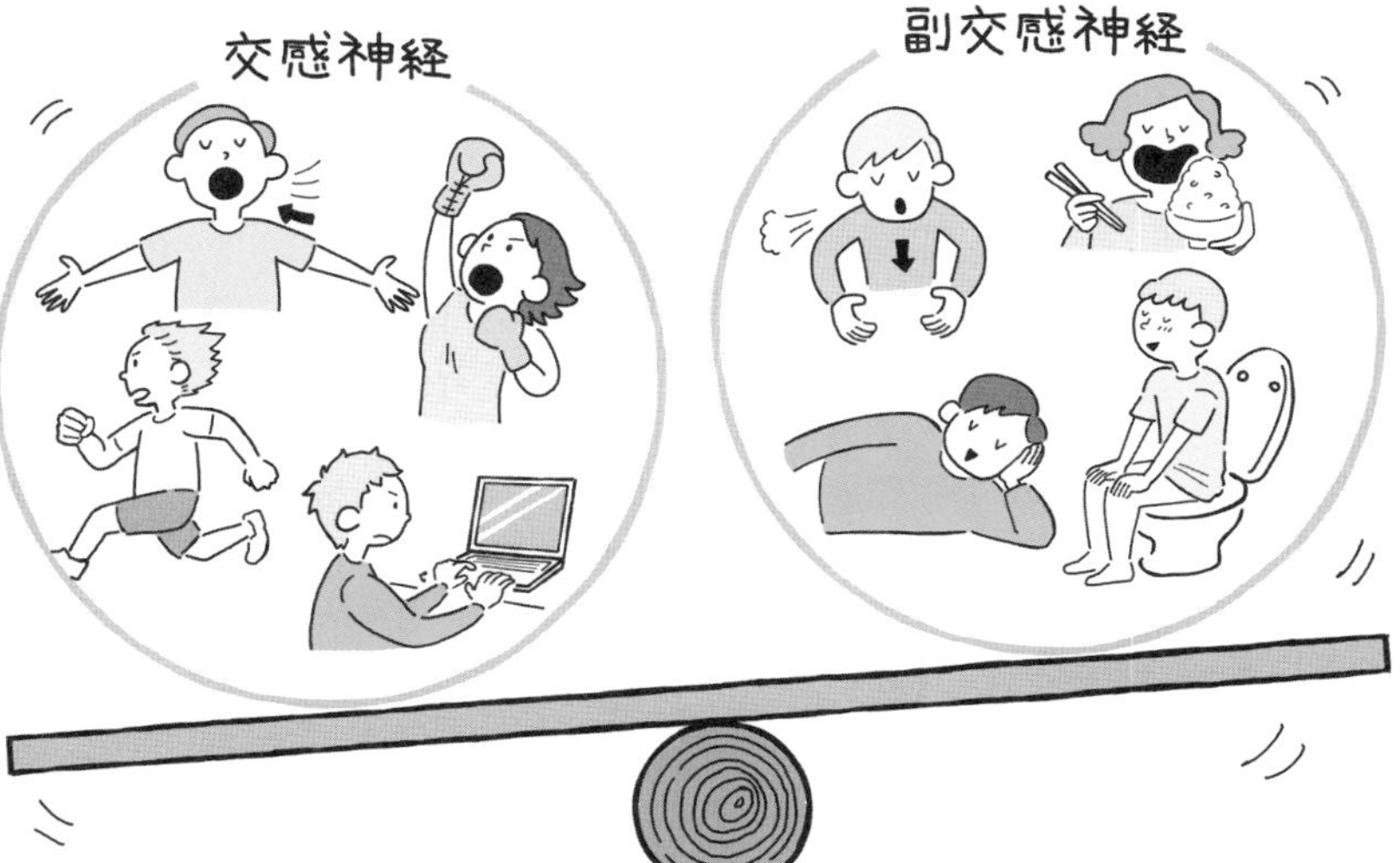

交感神経は筋肉を使う運動時に、副交感神経は消化器を使う摂食・排泄に関わる。それら両神経の適度なバランスのうえで、日々の生活が成り立っている。

立っています。自律神経失調症はこのバランスの崩れが原因です。

自律神経によってリンパ球などの免疫系も大きな作用を受けることがわかってきました。交感神経が優位な状態が続くと顆粒球が増加し、副交感神経が優位の時はリンパ球が増加することが知られています。

通常、昼は交感神経が優位になり、夜になると副交感神経系が優位になります。交感神経も副交感神経も適度な興奮状態であれば、問題ありません。しかし、度を過ぎて、過剰なアドレナリン、あるいはアセチルコリンが分泌されると、免疫系の正常な機能を妨げることが知られています。

協調して働く神経・内分泌・免疫の3つの系

自律神経系と免疫系の関係は上記のとおりですが、ストレスはもう一つの大事な調節物質、すなわちホルモンにも大きな影響を与えます。

ストレスを感じると、ストレスの信号は脳下垂体の上の視床下部に到達します。

〔ストレスと感染はともに視床下部に働きかける〕

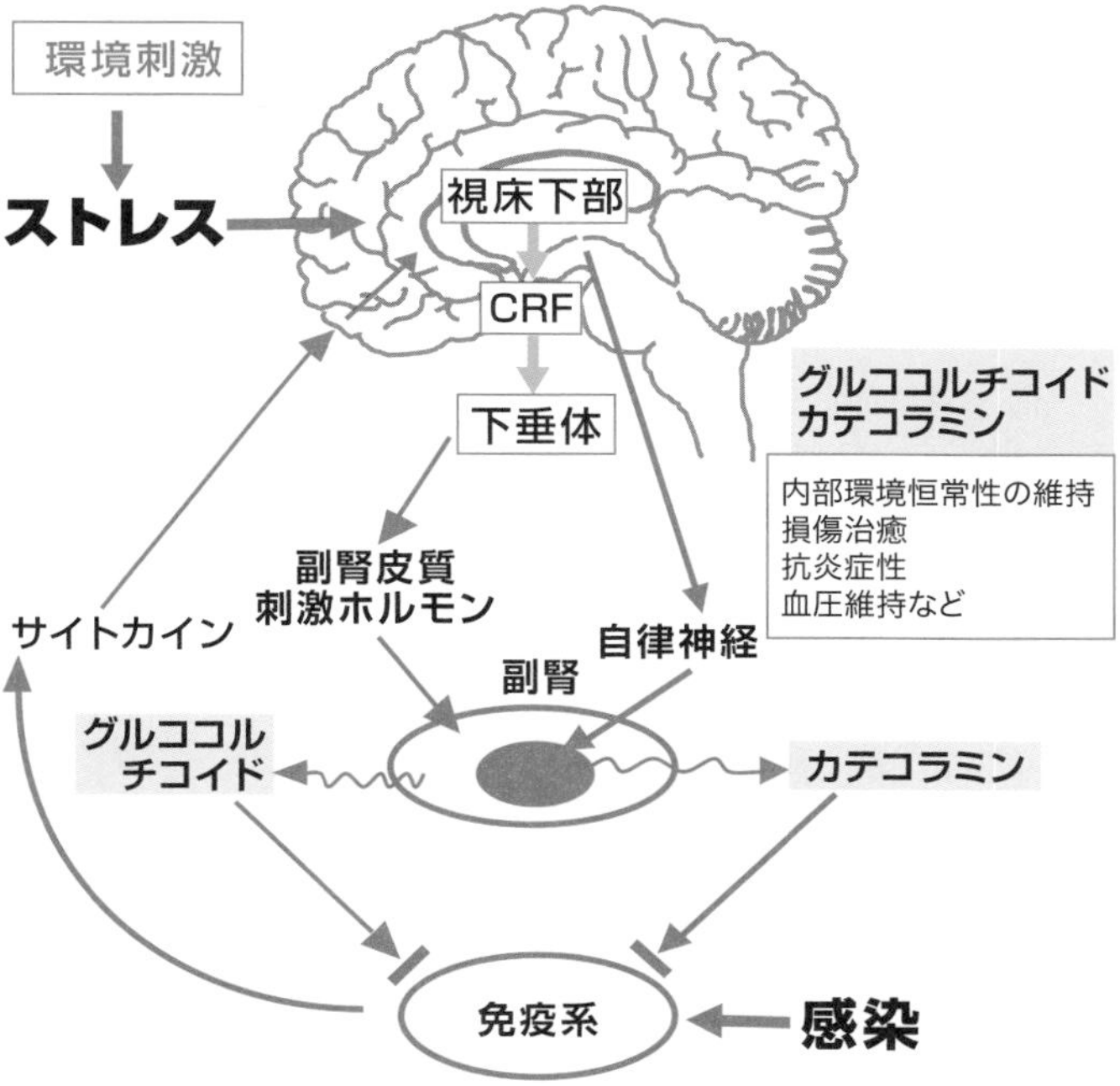

ストレスは感覚器を介して、感染は免疫系を介して、視床下部に働き、グルココルチコイドとカテコラミン（アドレナリンとノルアドレナリン）の分泌を促す。これらの物質は血圧の維持、損傷治癒、抗炎症性などの働きにより、急場における身体の内部環境の恒常性の維持に役立つが、免疫系には抑制的に作用する

視床下部からCRHというホルモン（副腎皮質刺激ホルモン放出ホルモン）が放出され、これによって副腎皮質刺激ホルモン（ACTH）の分泌が促進されます。これが腎臓の上にある副腎の皮質に作用して、グルココルチコイド（コルチゾールなど）というホルモンの血中濃度を上昇させます。一方、視床下部から自律神経を介して副腎髄質に作用し、アドレナリンが分泌されます（前ページ）。

グルココルチコイドはストレスにより体内に起きた乱れを平衡状態に戻す役割を担います。炎症・アレルギー症状を改善し、ショックに対する抵抗性を高めますが、一方で、生殖行動、代謝、成長などには抑制的な働きをします。

また、アドレナリンは血圧を上昇させ、必要なところに血液を送り込み、血糖値を上昇させ、即時的にストレスに対抗する役割を果たします。ただ、からだ全身くまなく走る迷走神経の抑制を起こし、胃腸の運動を抑制し、消化液の分泌も抑え、消化管全体の働きを弱めることにつながります。

そして、グルココルチコイドとアドレナリンのいずれもリンパ球からなる免疫系には抑制的に作用します。こうしたストレスに対するホルモンは、**ホメオスタ**[※13]

＊13　ホメオスターシス（恒常性維持）
内的、あるいは外的な環境の変化にもかかわらず、生体の状態を一定に保とうするカラダの調節機構。体温、血圧、体液の浸透圧、体液のｐＨ、あるいは免疫による病原性微生物の排除などがある。

ーシス**を正常に保つためのものですが、それは他の機能の犠牲の上に成り立っているのです。

ストレスの中でも最も悪いのは、怒りの感情といわれます。怒り、憎しみは、常に臨戦状態のような興奮、緊張などを強いる状態です。交感神経が優位になり、興奮系のホルモンの分泌が多くなります。これが長時間続くと、高血圧や消化器系の病気になりやすくなります。

逆に感情を抑える人も同じように交感神経優位の緊張状態になってしまうのです。

記憶を残す神経系と免疫系

神経系と免疫系はよく似ているといわれます。それは外からのインプット（刺激の入力）で記憶（メモリー）が残る仕組みがあるからです。

人間の脳には鼻、眼、耳、皮膚、筋肉などありとあらゆるところから刺激が入ります。それらにより脳内にある多数の神経細胞（ニューロン）が結びつき、ネットワークが形成されます。こうして形成されたネットワークが情報として記憶されていきます。この記憶されたネットワークは末梢の感覚器や運動器とつながっていますから、なんらかの記憶が呼び戻されれば、症状を伴って、身体に発現されてくることになります。

免疫系も、外からの刺激があって形成されるところが神経系と似ています。動物を実験的に全くの無菌状態で飼育すると、リンパ球は増えず、免疫系は発達しません。

しかし、実際には、そうした無菌状態はなく、いくらきれい好きの社会といっても、われわれの住んでいる環境には、多数の細菌、カビ、真菌類があり、免疫系はそれらに対応して十分に形成されます。ただ、きれい好きの度が過ぎれば、免疫機能を低下させる可能性はあるかもしれません。文明社会でアレルギーが増えているのはきれい好きの度が過ぎて、免疫機能の発達にゆがみが出たためだという人もいます。

免疫系が、病原体（抗原）に立ち向かうには単独では戦えません。仲間が必要です。そのために同じ抗原に立ち向かう仲間（クローン）を作ります。そうして戦った記憶は、「免疫記憶」として残ります。2度目の感染の時はクローンとして増えた免疫系が効率的に働いて、感染を防御します。

免疫系の発達とは、病原体に向かう多種類のクローンを形成していく過程です。

その過程で、調節が狂うと自分自身のからだを攻撃してしまうクローンを作ることがあります。それが自己免疫疾患です。全身性エリテマトーデス、関節リウマチ、橋本甲状腺炎などが典型例です。

第1章でも触れたように、外国など異なる環境へ行くと、今まで直面したことのない病原体に出会うことがあります。この場合には、免疫記憶がありませんからフルコースの感染を体験することになるのです。

日本人の旅行者がワイルドな環境の旅行先で生野菜を食べればたちまち下痢を起こすことになるのは当たり前の反応なのです。

2 脳と免疫系は「会話」する

脳から免疫系への作用

神経系と免疫系はただ単に似ているだけでなく、**共通の伝達物質があるので互いに作用し合うこともできます**。

それを脳と免疫系の「クロストーク」といいます。いわゆる会話、コミュニケーションのようなものです。

脳は、嗅覚、視覚、聴覚、味覚、触覚の五感のほか、内部感覚として、筋肉が伸びたり縮んだりする時に働く筋紡錘《きんぼうすい》からくる「筋感覚」、消化管からの「内臓感覚」、内耳からの「平衡感覚」などから入ってくる刺激を受け止め、行動の指示を出す司令塔です。食べ物の美味しいにおいや色を認識して、食事を楽しんだり、夜中に煙のにおいを察知して火事場から逃げ出したりという行動に結びつくのです。

一方、免疫系の重要な役割は感染を防御することです。サイトカイン（生理活性物質）を分泌して防御に必要な免疫細胞のクローンを増やし、活動させ、病原菌を殺傷するため抗体を産生したり、また、病原体に感染した細胞を処理したりすることです。

脳と免疫系が相互作用すること、つまり脳が免疫機能を制御し、逆に免疫系が脳の機能に影響を与えることは、ごく最近まで荒唐無稽なことと思われていました。

しかし、ストレスという視点で考えると、感覚器を通して脳に入った過剰な刺激でがっくりすると風邪をひきやすくなるなど、免疫系に重大な影響を及ぼすことはすでに以前からわれわれは経験しているのです。

ストレスには痛みとか温熱のような物理的なものと、悲しみや悔しさなどの心理的なものがありますが、人間の場合には後者が一番問題になります。

学生にとって試験は大きなストレスになり、免疫機能の低下を引き起こす例をよく見ます。大事な試験の時期になると、必ず風邪をひいて失敗するということは少なくありません。それは風邪をひいて失敗したのではなく、失敗するかもしれないという心配がストレスとなって、免疫機能が低下し、風邪をひきやすくしたということができるでしょう。

アレルギーという免疫異常反応にも同じことがいえます。鯖を食べると皮膚に発疹ができる鯖アレルギーを持つ人は、時には鯖の青い肌を見ただけで発疹ができるようなこともあります。

このように、アレルギーを起こす物質が体内に入っていなくても、そう思うだけで発疹ができるのは、脳の記憶情報が、免疫系などに作用して病気を引き起こしたといえます。

明らかに脳から免疫系への作用（クロストーク）なのです。

免疫系から脳への作用

免疫系から神経系へのクロストークも起こります。

感染症にかかると、熱がでて、だるくなり、頭痛もするというのは神経系の症状です。熱を上げて、少しからだを休ませなさいという神経系からのシグナルともいえます。

風邪をひくと熱がでて、頭がぼうっとし、食欲もなくなるのは免疫系細胞が作る物質サイトカインが脳に作用するからです。健康な人間の血液中にはこのサイトカインはほとんど検出されませんが、感染症などにかかると血中濃度は急激に上昇し、そのサイトカインが視床下部に作用し、熱や倦怠感などをもたらすのです。

IL-1（IL＝インターロイキン）[*14]は感染時に免疫系の細胞の作るサイトカインの一

＊14　インターロイキン
免疫系の細胞などが作る生理活性物質（たんぱく質）の総称。免疫系細胞の情報交換に重要な役割を果たし、免疫機能を調節する役割を果たす。少なくとも37種類ある。インターロイキン5、インターロイキン6などは、日本人研究者が発見した。

つで、Ｔ細胞に働きＩＬ−２の産生を促進します。ＩＬ−１が脳に働けば体温を上昇させることになるわけです。

ＩＬ−２[*15]はＴ細胞の増殖を誘導し、病原体に対するＴ細胞クローンの爆発的増殖に必要なサイトカインです。そのＩＬ−２が脳に働けば、眠気が喚起され、ぼうっとした気分になり、風邪をひいた時の気分になるのです。

最近は遺伝子工学の発達により、いろいろなサイトカインをかなり純粋に作製できるようになり、病気の治療などで臨床的にも使えるようになってきました。たとえば、免疫機能の低下したエイズ患者や免疫機能がうまく調節できない自己免疫疾患の場合、抗がん剤で免疫機能が低下した患者などに、ＩＬ−２を投与して免疫機能を回復させせようとする治療が行われることがあります。

その時の副作用としてわかったのが、ＩＬ−２による精神抑制作用です。脳に作用していると考えられますが、この副作用によってひどい時には昏睡にまで至ることもあります。

＊15　IL-2（インターロイキン２）
始めはＴ細胞増殖因子と呼ばれていた。Ｔ細胞が抗原などで刺激され活性化すると産生される因子。ヘルパーＴ細胞、キラーＴ細胞、NK 細胞などの増殖を促進する。Th1 型のサイトカインに属する。

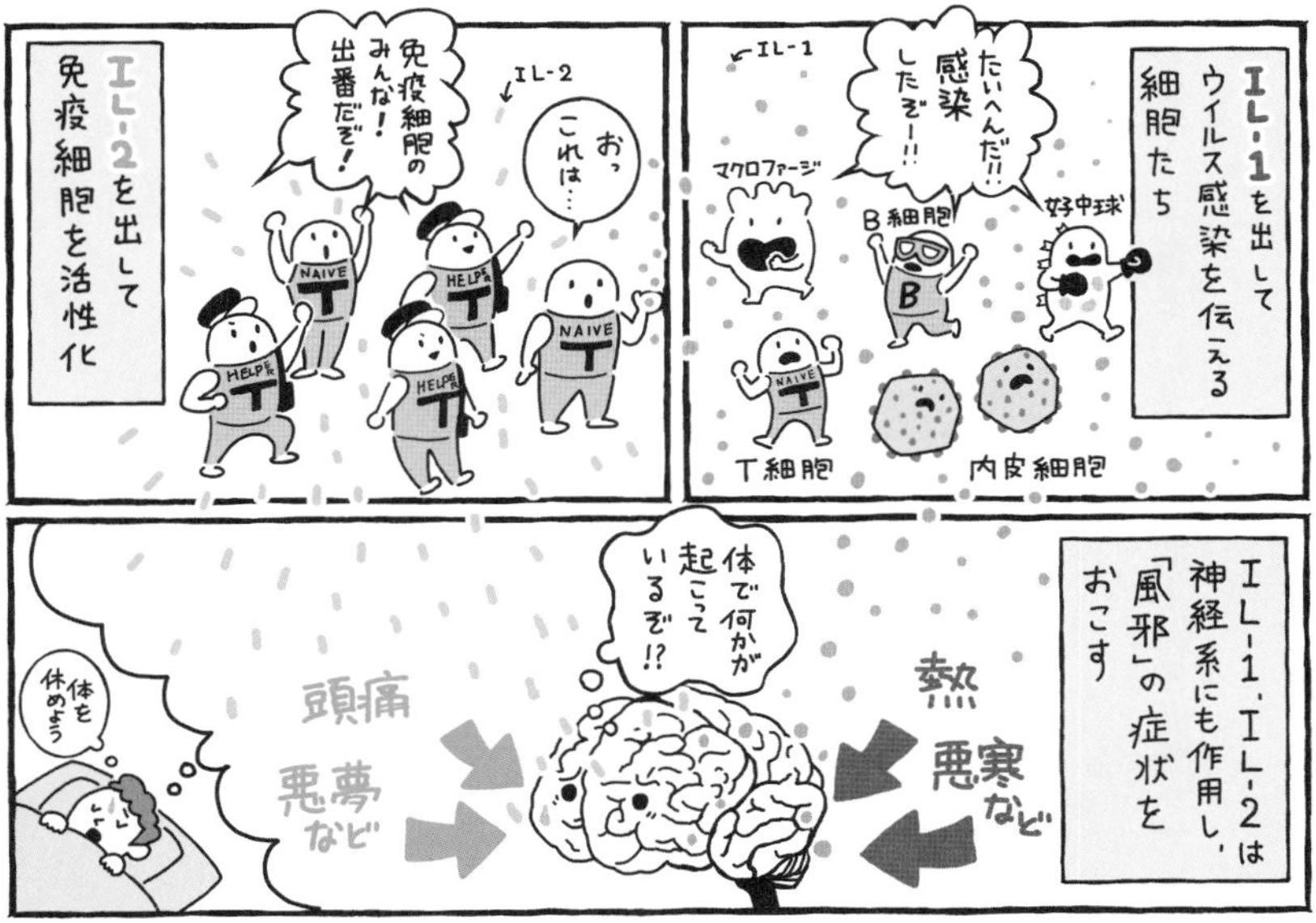
IL-1を出して ウイルス感染を伝える細胞たち
たいへんだ!! 感染したぞー!!
IL-1
マクロファージ
B細胞
好中球
T細胞
内皮細胞
IL-2を出して 免疫細胞を活性化
免疫細胞のみんな! 出番だぞ!
IL-2
おっ これは…
IL-1、IL-2は神経系にも作用し、「風邪」の症状をおこす
体で何かが起こっているぞ!?
熱
悪寒 など
頭痛
悪夢 など
体を休めよう

免疫系から脳への作用　サイトカインが脳へ作用する。

環境の変化、ストレスが病気につながる

現代社会では、避けることの難しい精神的心理的なストレスが増加しています。東京の住人の大部分は地方出身者です。なかには年を取った親の面倒をみるために、東京の狭いアパートに引き取らざるを得ないケースも少なくないでしょう。親としては、久しぶりに子どもと一緒に住めるので、不安の中にも希望を持って出てくることでしょう。

しかし、実際に来てみると、想像を絶する狭いアパートに閉じこもる結果となり、周囲の環境も大きく変わることになります。

本人の戸惑いははかりしれないでしょう。そのことが大きなストレスとなります。あげくの果てには、高血圧、アレルギーなどの持病が再発したり、痴呆が始まったりする場合だってあります。

日常的なストレスで、一番多い変化は「消化器の変調」です。ストレスがかか

ると胃の運動機能が低下し、胃がもたれる、食欲がない、むかむかするなどの症状がでます。そうしたストレス状態が長く続くと、胃・十二指腸潰瘍になることがあるのです。

胃の中は食物を消化するために、酸度の強い胃液と消化液であるペプシンがあります。それでも、胃粘膜が消化されないのは、粘液が十分に分泌され、胃上皮自体にも抵抗性があり、胃粘膜を支える毛細血管（微小循環）はしっかりしているからです。しかし、ストレスが加わると、粘液の分泌が減少し、微小循環も不安定になり、胃粘膜上皮が消化されやすい状態になります。

ストレスが加わると、消化性潰瘍ができるということは、70年以上も前に、カナダの生理学者セリエが、動物実験で証明しています。

実際に30年から40年前までは、胃潰瘍で胃切除をすることは日常茶飯時でした。切除しないと出血で死ぬこともまれではなかったのです。逆にいえば、それくらいストレスにさらされている人が多かったことがわかります。

その後、25年ほど前に、胃酸の分泌を抑制するまず**H2ブロッカー**[*16]、しばらく

＊16　H2ブロッカー
ヒスタミンのH2受容体に拮抗的（干渉的）に作用し、胃酸分泌を抑える作用がある。胃潰瘍治療剤。

して**プロトンポンプ阻害剤**[*17]が開発され、胃潰瘍が劇的に減少しました。したがって、胃潰瘍で胃を手術的に切除することは非常に少なくなりました。しかし、ストレスの多い環境はますます、ひどくなっていると言わざるを得ません。

ストレスが持続すると、うつ病を起こすことはよく知られています。最近の厚労省の統計を見ますと、日本の自殺者は2万人弱です。この数は米国における銃による死亡件数（1万人強）より多いのです。40〜50歳代の働き盛りの男性が命を落としていますが、多くは、うつ病です。

たとえば、会社などで対人関係がうまく行かず、それを上手に処理できない人がうつ状態になることが知られています。うつの原因はストレスですから、免疫力が必ず低下し、からだの不調を訴えることになります。心身症、本人が自覚しないがからだの不調が続く仮面うつ病などが増えるわけです。

一方、うつ病の中にも、**社会環境とは関係なく、本人のリズム異常で起こるものがあります**。このような場合に免疫機能の低下が起こり、感染症のリスクが増大すると報告されています。出産の後に起こるうつ病、つまりマタニティーブル

＊17　プロトンポンプ阻害剤
胃酸分泌に関わる胃細胞壁にあるポロトンポンプと呼ばれる酵素の働きを阻害し、胃酸分泌を抑える薬。

ーでも、Ｔ細胞など細胞性免疫の低下が起こることが知られています。実際に、うつ病患者では、口腔内の傷の治りが遅いことが報告されているように、心の状態と免疫は深く結びついているのです。

一方で、**気分的に楽しいこと、幸福感があること、気持ちよく笑えるような機会が多いと、免疫機能が高まる**といわれています。実際にそうした方向でエビデンスを得ようという研究も始まっています。

たとえば、自己免疫疾患の一種で、患者が70万人を超える慢性関節リウマチという病気があります。リウマチの患者に落語を聞かせ、笑ってもらって免疫力を上げようという試みがあります。実際に免疫バランスが正常化し、症状の軽減に役立っているようです。

気持ちのよい刺激があると、唾液中の免疫グロブリン（ＩｇＡ量）が増加し、ストレス物質のコルチゾールが減少することが報告されています。私たちの研究でも、何人かが集まって、下手なりに音楽を演奏して楽しむと、ＮＫ細胞が増え、活性が上がることが明らかになっています。

3 生命にはいろいろなリズムがある

人間はリズムを持っている

ストレスを考える時に大切なのは、**ストレスが「生命のリズム」と切り離せない関係である**ということです。

ストレスが存在すると、人間の本来のリズムが失われます。リズムのズレが長期にわたると、健康に悪い影響を与えてしまいます。リズムのある生活は、個体レベルではもちろん、臓器レベル、細胞レベルの働きをスムーズにし、ストレス軽減に有効となります。

ここでは、ストレスと関係の深い生命のリズムと免疫の関係について考えてみたいと思います。

リズムというと、リズミカルな音楽などを思い浮かべる人が多いと思いますが、実は人間はさまざまなリズム（周期性）によって制御されている面があります。たとえば心臓の鼓動もリズミカルに拍動しています。

睡眠もリズムです。朝、太陽が昇り、外が明るくなってくると目覚めます。逆に夜の帳《とばり》が下り、1日の疲れがたまってくると、徐々にメラトニンという睡眠物質が分泌されます。メラトニンが増えることで睡魔に襲われ、眠りにつくのです。こうした睡眠のリズムは、**サーカディアンリズム**[*18]（概日リズムあるいは日周リズム）と呼ばれます。

このリズムが崩れると、ストレス処理能力が激減し、うつ病をはじめとする精神疾患や、高血圧などにも陥りやすくなることがわかってきました。

生命のリズムは、ほかにもあります。免疫、ホルモン、神経系などにもリズムが関係しています。

＊18　サーカディアンリズム
生体が24時間周期で行う生理現象。摂食、睡眠、行動など多くの生命活動には24時間のリズムが見られる。このために、生体内には「生物時計」が組み込まれていると考えられている。脳内には視交叉上核（しこうさじょうかく）など生物時計の役割を果たす場所が見つかっている。

リズムの原点

生命（いのち）とは何かと問われれば、「心臓の鼓動だ」と答える人は少なくないでしょう。

胸に手を当てると、規則正しい心臓の拍動が伝わってきます。

胎児は母親のおなかの中で、いろいろな音や響きを感じながら成長しますが、その中で最も大きな影響を持つものは母親の心臓の鼓動です。子宮の中に小さなマイクロフォンを挿入して胎児が聞く母親の心音を録音したものがあります。それは静かに聞き入るような、穏やかなやさしいものではなく、「ドーン、ドーン」と、大きなドラムのような激しい反響のリズムなのです。

このリズムは母親の精神状態に大きく左右されます。すなわち母親が穏やかな気持ちの時、胎児は穏やかなリズムを、興奮している時は興奮のリズムを聞きながら成長することになります。このリズムや音の影響は、赤ちゃんが生まれた後でも続きます。**ぐずっている赤ちゃんはこの音を聞くと、泣きやむそうです。**

心臓は生命の象徴です

精子と卵子が出会い受精卵となり、受精卵の分割が進んで少しずつヒトの胎児が形成されていきます。

ヒトらしい顔になるのは8週目ですが、その少し前の7週目ころから心臓のリズミカルな拍動が始まります。顕微鏡で拡大してみると、胎児の半透明の皮膚を通して小さい粒状の心臓がトクントクンと動くのがはっきりと見え、それはまさしく生命のリズムであることがわかります。

動物の心臓を取り出し、心筋細胞を

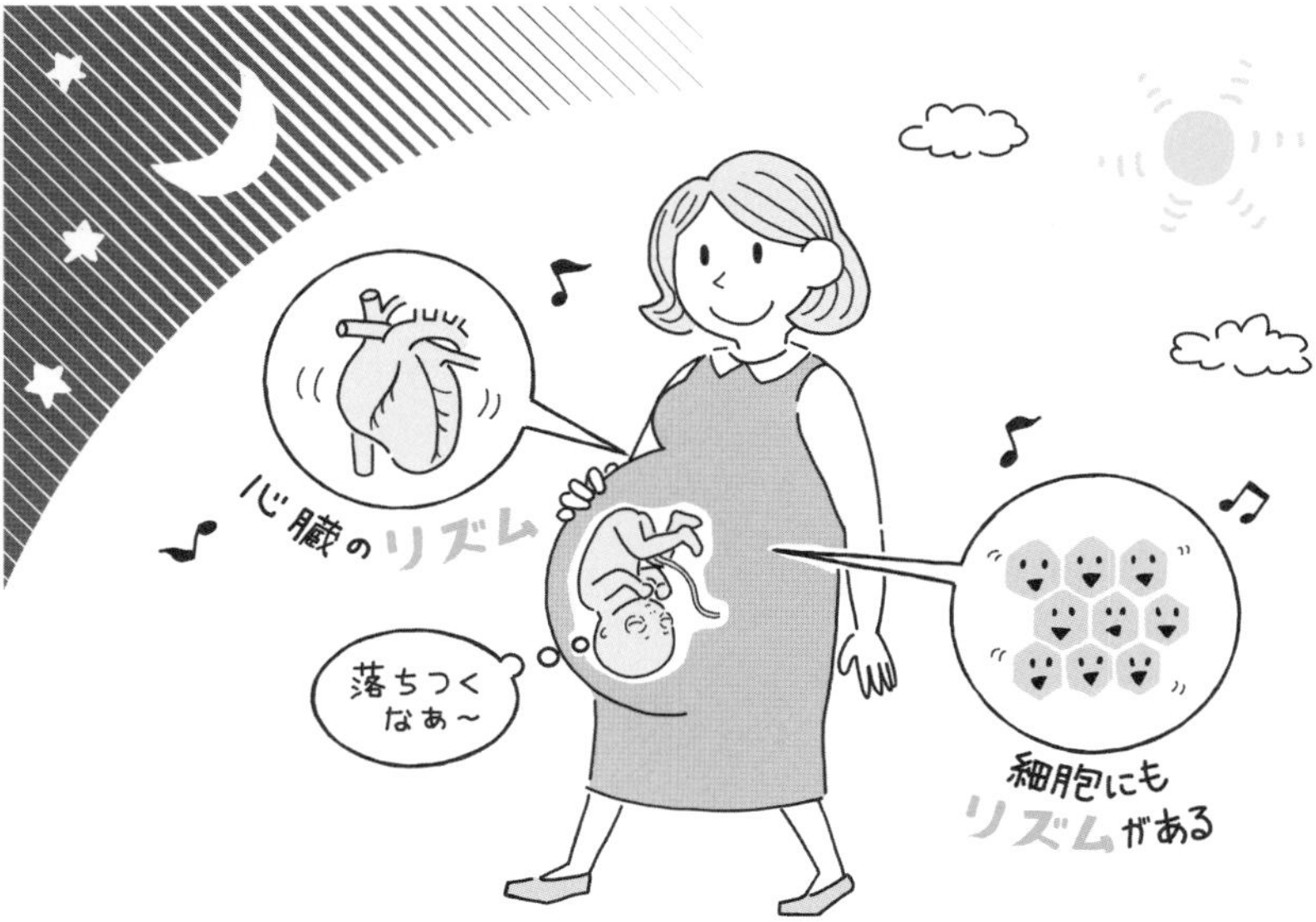
心臓のリズム
落ちつくなぁ～
細胞にもリズムがある

生命にはリズムがある。

ばらばらにして顕微鏡で見ると、細胞一つひとつが、一定のリズムで収縮しているのがわかります。ばらばらにある時はそれぞれの細胞が別々のリズムで収縮していますが、それらを一緒にまとめると、次第に調和して、同じリズムで収縮するようになってきます。

その様子は、まるで細胞たちによるシンフォニーであり、そのハーモニー（調和）が心臓の鼓動なのです。なんと神秘的ですばらしいものであるかなと改めて感動さえ覚えるリズムです。

細胞内のリズム

人のからだを構成する細胞はおおよそ60兆個あるといわれます。細胞の形は場所により異なりますが、基本的な要素は生命の設計図であるＤＮＡを包み込む「核」とその周りにある「細胞質」です。

その細胞質にはいろいろな小器官があります。必ず見られるのは、エネルギーを作り出すミトコンドリアとたんぱく質を作り出す小胞体です。

ミトコンドリアは大変面白い器官で、その中に核とは異なるDNAがあります。ミトコンドリアDNAと呼ばれますが、必ず母親から受け継がれます。そのため母子鑑定などに利用されることが多いのです。

たとえば、母親が持つ病的形質は男女の区別なく、すべての子に伝達されます。しかし、男の子には、母親の病的形質は伝達されません。これは卵子に比べ精子のミトコンドリアDNAが極端に少ないことや受精の際に排除されることなどがおもな原因とされます。

話をもとに戻しましょう。顕微鏡で生きた培養細胞を見ますと、ミトコンドリアや小胞体が川の流れのように動いている現象が見られます。これは原形質流動といわれるもので、そこにも一定のリズムがあります。不思議な現象です。

生命科学分野における20世紀最大の発見はDNAの二重らせん構造です。ジェームズ・ワトソンとフランシス・クリック両博士が1953年に遺伝子は二重らせん構造であることを英科学誌Natureに発表しました。1962年に2人にはノーベル賞が贈られています。

生物は単細胞生物からはじまり、何億年もかけてやがて多細胞動物となり、カンブリア紀の生命のビッグバンを経て多様な生物が誕生しました。

人類の直系の祖先らしいものが出現したのは約700万年前、文明らしきものの痕跡が見られるようになったのはせいぜい5000~6000年前ですから、地球の歴史46億年から見るとごく最近になって、人類は急激な進化を遂げたことになります。地球の歴史を1年とすると、人類の出現は大晦日（12月31日）の昼ごろといわれています。

その進化の根源を支えているのは遺伝子です。この遺伝子の基本となって

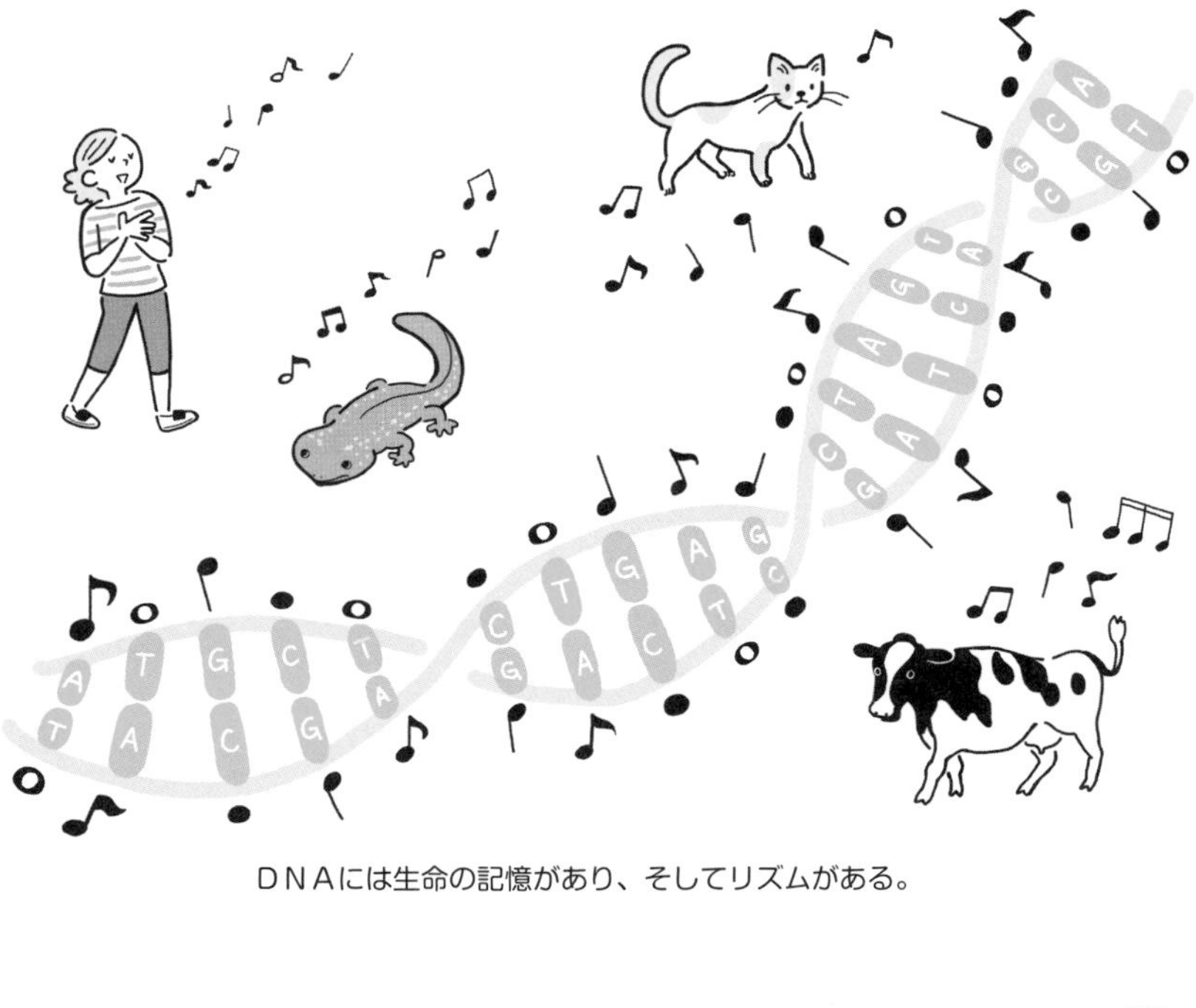

DNAには生命の記憶があり、そしてリズムがある。

いるDNAの二重らせんですが、これは本当に精巧にできた芸術作品、驚くべき美しさであり、そこには規則正しいリズムがあることを感じます。

DNAは4つの化学物質（塩基）、A（アデニン）、T（チミン）、G（グアニン）、C（シトシン）が30億対連となったものです。**この塩基が「3つ1組」となってアミノ酸を作り出し、アミノ酸がたくさん集まってたんぱく質となり、からだを作り出している**わけです。

一見、何のリズムもない塩基の配列ですが、**実は心地よいリズムを刻んでいたことがわかっています**。カリフォルニアに在住していた遺伝学で有名な大野乾《すすむ》博士は、遺伝子情報を記録する4つの塩基をそれぞれ音符に置き換えて、DNAの配列を音に出してみました。すると、えも言われぬリズムが出現したのです。

この時の模様は、テレビで放映されたこともありますが、それはドイツのロマン派でも、バロック音楽でもなく、また、日本の民謡でもない調べでした。激しい動きではないが、強いていえばアフリカの深い森や深海に潜む太古のリズムと表現したらよいでしょうか。

遺伝情報も一定のリズムであることがわかります。

4 生活習慣にもリズムがある

4つのリズム①…言葉のリズム

人間がリズムのうえに成り立っていることを示すものとして言葉があります。リズミカルな言葉が記憶に残りますし、何しろ心に訴えるものがあります。単純なものとして、たとえば5—7—5のような型にはまれば俳句や短歌、詩となり、メロディーがつけば歌となります。日本語には日本語特有のリズムがあり、英語には英語のリズムがあります。それぞれの言語特有の独特のリズムがあるわけです。

日本語を話す日本人にとって英語の習得が難しい理由の一つに、英語のリズムに慣れないことが挙げられます。英語の文法を理解し、語彙を覚えさえすれば英語は話せそうに思いますが、そうではありません。英語特有のリズム、たとえばイントネーションなどに慣れなければ、うまく話せないし、また聞くことにも苦労するわけです。

国際学会で海外に行くと、この英語のリズムに慣れるには、私の場合は1週間の時間を要します。モードチェンジできぬまま学会会場に着くなり、すぐに会話を始める必要があるので、結局学会開催中ずっと苦労します。笑うに笑えぬことが起こってしまうわけです。

さらに問題なのは一口に英語といっても、必ずしもネイティブばかりではありません。ベースにある母国語の訛《なまり》はとれませんから、フランス人はフランス風の英語、イタリア人はイタリア風の英語となるわけです。さらにいえば、アメリカ人の英語、イギリス人の英語は異なり、オーストラリア人の英語は、かなり違っていることはご存じのことと思います。

母国語が英語の人は、相手が少々訛っても理解できるでしょうが、そうでないわれわれはそれを聞き取るのに苦労してしまいます。これは英語に相当自信のある人でも結構苦労するそうです。

日本語の場合でも同じことがいえるかもしれません。東京の人は大阪弁を理解はしますが、大阪弁を正確に話せないことと同じです。これらの違いは単に言葉の違いのみでなく、リズムの違いによるところが大きいのです。

ちょっと余談になりますが、立ち話にもリズムがあります。

四半世紀も前、留学で、米国のボルチモアにいたころのことです。休みの日にショッピングセンターで買い物をしている時に、ボスのチーフ秘書に会いました。大きな研究室のボスになると、秘書が4、5人おり、50歳を超えた貫禄たっぷりのおばさんがチーフ秘書となり、言葉の不自由な留学生の面倒などもよくみてくれていました。

ショッピングの途中で女房子どもも一緒だから、すぐに会話が始まり、女房や子どもを紹介し、名前や年齢などをいっている間は何とかなりましたが、その後が大変でした。向こうはこちらが言葉の不自由な留学生であることを忘れて、世間話を始め出したのです。留学生には、研究用の専門用語は何とか理解することはできますが、世間話に使われる日常言語になるとさっぱりわからないことが多くなってしまいます。

わからないから、「パードン」（もう一度言ってください）などといったら、話の腰を折ることになるから、「フン、フン」とか「オーリアリー」とか適当な相槌を打っていると、向こうは延々と30分くらいは話を続けてくるわけです。多分、私の合いの手が上手であったのかもしれません。これもリズムであり、話に内容のあるなしとは全く関係がないわけです。

私の恩師である三木成夫《しげお》先生によると、立ち話の典型である井戸端会議はストレス解消のための会話だそうです。**とにかく順番に話すことにより、それまで十分に吐けなかった息を一気に吐くチャンスを得てストレスが解消できる**のだそうです。

三木先生は解剖学の先生でしたが、普通の医学部では収まりきれない感性をお持ちの先生で、東京・上野にある東京芸術大学の教授になりました。

4つのリズム②…呼吸のリズム

　実は**呼吸にはストレスと深い関係があります**。三木先生の講義は、メリハリがあり、リズムのあるものでした。私の学生時代の医学部教授は研究が中心で、教育は片手間に行うものでした。

　しかし、三木先生の講義はいつも真剣勝負であったと私には思えました。学生の中にはこうした独特のリズムのある講義を嫌うものもいましたが、私を含めてその独特のリズムに酔うものも少なくなかったと覚えております。三木先生は芸大ではいろいろな学生の精神的悩みを一手に引き受ける役割を果たしていたらしいですが、やはり人を惹きつける何かがそこにはあったのです。

　三木先生の話の中でとくに興味を引かれるのは「呼吸」の話です。人は空気を吸い、酸素を消費して生きているから、息を吸うことばかりに注意が払われますが、**大事なのは息を吐くことにある**のです。

息を吐けない典型的な病気が喘息です。精神的ショックがあると、ハッと息を吸ったまま、吐けなくなることがあります。精神的に悩みがあると、息詰まり状態が持続し、うつ病になることがあります。それだけ呼吸において息を吐くことは大切なのです。

芸大の学生の中で、息を吐かなければならないような管楽器を吹いている学生や声楽を専攻する学生には、あまり重篤な精神障害を訴えるものは少ないといわれます。一方で、絵画、彫刻のような根を詰める仕事をする学生には精神的悩みを抱えるものが多いと三木先生は述べられていました。

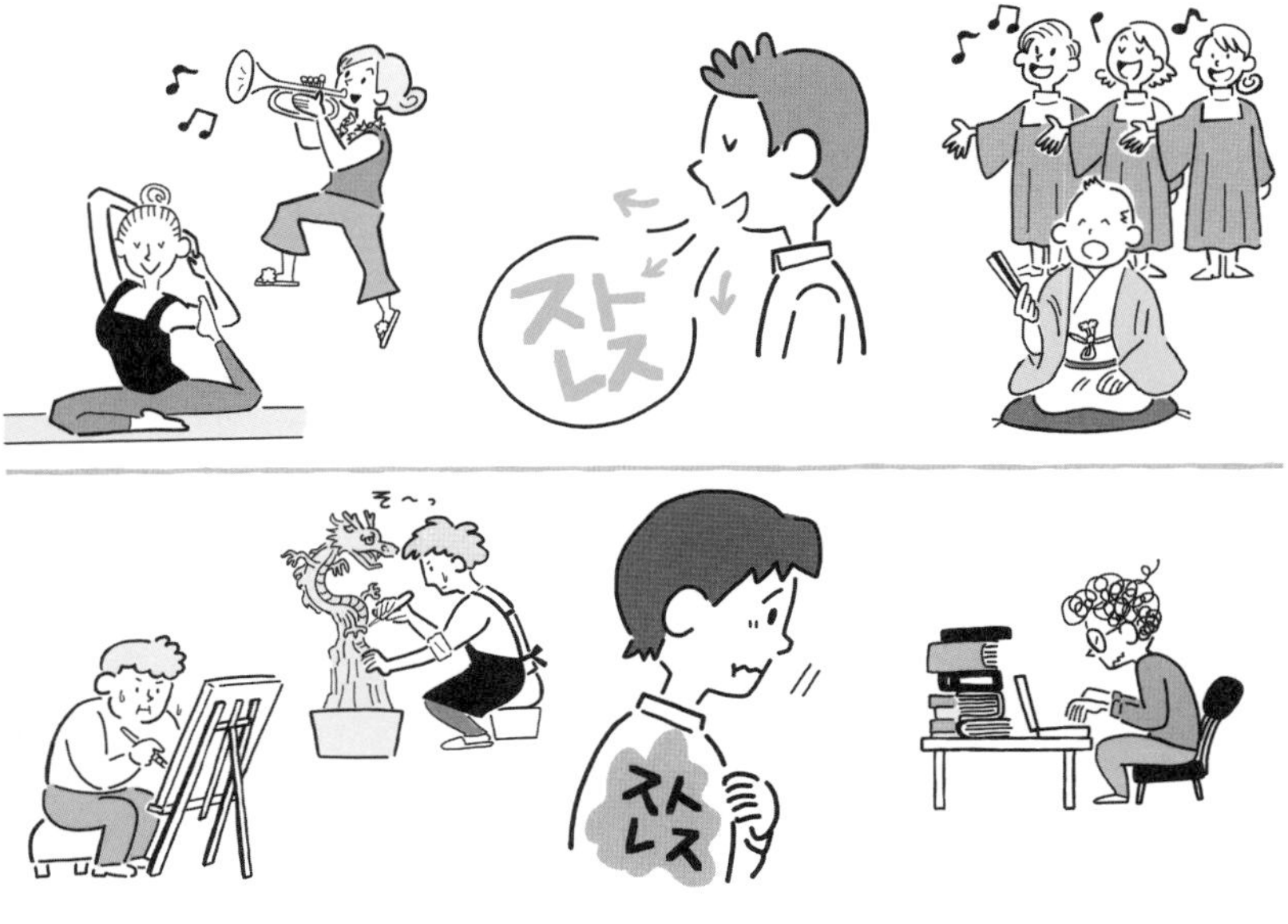

ストレスをためずに、発散を心がけて免疫力アップ。

とても示唆的なお話です。

心臓のリズムは自分の意思で変えることはできませんが、呼吸のリズムは自分の意思で変えることができます。そのリズムは精神的な状態によって影響を受けやすいわけです。したがって、**気分が優れない時、落ち込んだ時など強制的に息を吐くことで、マイナスの影響をかなり相殺できる**のです。

4つのリズム③…太陽[*19]と月のリズム

大都市の繁華街では、夜の12時を過ぎても人通りが絶えないのに驚かされます。夜に活動している人でも1日24時間のうちどこかで、休息を取り、眠る必要があります。

普通の人は何はともあれ朝起きて、仕事に通うため、ぎゅうぎゅう詰めの満員電車に揺られるわけです。そして夕方になると、仕事を終え、五月雨《さみだれ》式に家に帰るという1日24時間の生活のリズムが生まれます。しかし、夜型の人はこうしたリズムが完全に狂い、昼夜逆転してしまうわけです。

＊19　太陽と月のリズム
地球が太陽の周りをほぼ365日で回り、その時の地球の自転により24時間周期の昼夜のリズムができる。
月はほぼ29日周期で地球を一周するため、1日に約1時間ずつ遅れて東の空に昇る。それで、25時間リズムができる。

地球の自転が24時間であるため、人間の生理も生活もしっかりとその自転周期に支配されています。ところが海外の出張や旅行に行った時に見舞われる時差ボケは、このカラダに染み着いた24時間リズムが狂い、渡航先のリズムに無理やり合わせようとしてしまうために起こるのです。

たとえば、ロンドンにジェット機で行くと、12時間くらいはかかります。日本を昼ごろ出発する便で行くと、航路は西に向かって飛び続けるわけですから、窓の外はずっと日が沈まない明るい状態のままです。ロンドンに着くのは夕方で、その夜に寝ようとしますが、ロンドン時間の深夜12時は、東京の朝7時。つまり目覚めや出勤の時間ですから、簡単に眠れるはずがありません。

それでも何とか朝まで頑張ってベッドの中で寝たふりをして会議に出かけるわけですが、熟睡していないので何となく集中力に欠けてしまいます。会議が盛り上がる午後は東京時間では夜ですから何となく身が入らず、眠ってはいけないところで、睡魔に襲われてしまいます。これが時差ぼけです。

米国のロスアンゼルスに行く場合は、東京を午後に出て東に向かうわけです。太陽の動きに逆らって行きますので、あっという間に夜になり、到着は朝ということになります。いきなり機内で眠れといわれても、そう簡単には眠れません。現地に到着したその日は、寝不足のまま会議に出ることになります。これまた集中力に欠けますし、慣れない英語は子守歌に聞こえてきてしまいます。

一般的に**太陽の動きに逆らって東に行くほうが、西に行くよりカラダにつらい**といわれています。

それは、人間のリズムは24時間周期

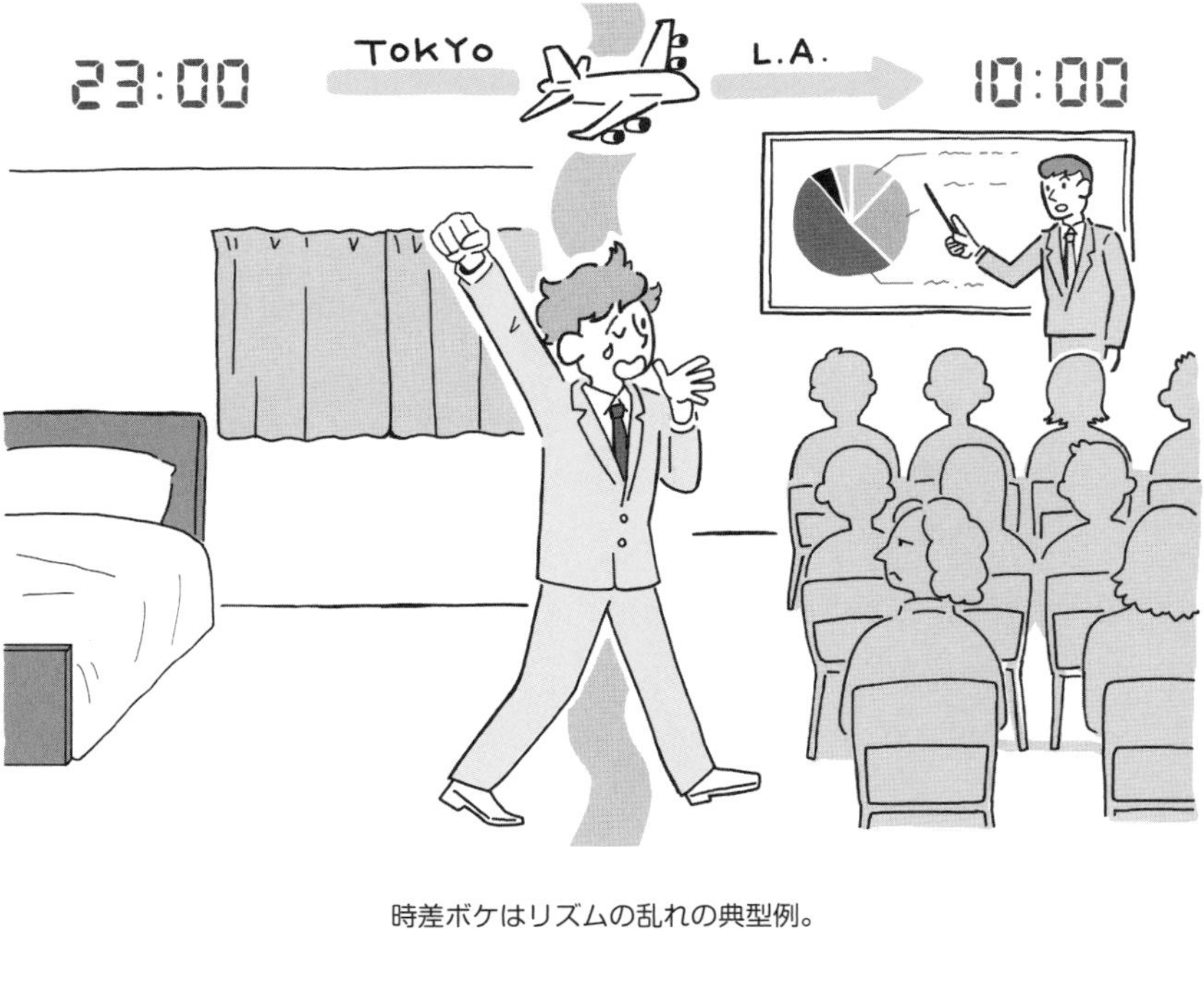

時差ボケはリズムの乱れの典型例。

といわれていますが、正確にそのリズムを計ると24時間ではなく25時間前後になるからです。つまり睡眠時間は若干、遅れがちになるので、睡眠時間が遅くなるのは問題ありませんが、無理やり前倒しとなる時間短縮の方向にいく場合はつらいわけです。

24時間のリズムは何億年もの間に環境に順応して獲得されたものです。さまざまな研究から、人のリズムは全くの暗闇に置かれても失われないことがわかっています。25時間の周期は、太陽の周期ではなく、月の出入りで見た1日に相当します。つまり、1日のリズムといっても、太陽のリズムと月のリズムがあり、その間に少しずれがあります。

考えてみれば、潮の満ち引きや女性の生理なども月のリズムに従っています。仕事が一番調子に乗るのが1日のいつごろかで、朝型、昼型、夜型などと人間にはさまざまなタイプに分けることがありますが、同じように1日のリズムを見ても、太陽型の24時間周期に強い人と月型の25時間が優位な人がいるはずです。

太陽型の人は1日の生活のリズムが一般社会と同じなので、社会に適合しやすいのです。しかし、月型のリズムが強い人は1日1時間ずつずれますから、時々社会のリズムと合わなくなることがあります。

気が乗らずにさぼっているように見えるのかもしれませんが、これも一種の時差ぼけといえるでしょう。

それではどうしたら25時間周期を24時間周期に戻すことができるのでしょうか。それは、**朝、太陽の光を浴びることで、その1時間のずれを修正するのです**。時差ぼけも現地の時間に合わせて、朝にきっちり日光を浴びることで緩和されるのはそのためです。

4つのリズム④…個体のリズム

植物のリズムは季節のリズムです。四季に合わせて、植物の姿は見事に変わっていきます。また、地域によっては四季がなく、雨期と乾期のリズムに支配されているところもあります。そこに育つ植物はその地域にリズムを合わせているのです。

季節のない砂漠でも時に雨が降り、砂漠が一斉に花畑に変わるというディズニーの映画がありました。そんな砂漠での人々の生活は、1年周期の星座のリズムが生活を支配しているそうです。

人間は加齢によって朝早く起きるようになるといわれています。そう感じている人は少なくないでしょう。

私の場合も若いころは朝が苦手でしたが、今は朝が本当に得意になりました。年を取るとほとんどの臓器は萎縮しますが、例外的に大きくなるのは心臓です。それは加齢に伴って血圧が上昇することを意味しています。もともと低血圧の人は、朝には十分に血圧が上がらないので、活動が鈍く、朝が弱いわけです。そんな人でも年を取り血圧が自然に上昇すると、朝から活動できるようになっていきます。

実は、体温、呼吸、血圧、血液のpHなどの体内の環境も一定ではありません。1日のリズムに従って変動します。体温を例に取れば、朝目覚める時、体温は低いのですが徐々に上昇し、午後にピークを迎え、再び低下します。体温の低下によって眠気が襲い、床につくわけです。

朝食論議でいわれますが、**朝食を食べないと体温が正常に上昇しません。**小学校などで元気のない子どもの問題が指摘されますが、たいていは朝食を食べないため、エネルギー不足で体温が上がらず元気がでないのです。

体内環境のリズムも年を取ることにより、変動し、一般的にはそのリズムの変動の幅が小さくなるといわれています。しかし、その規則正しいリズム

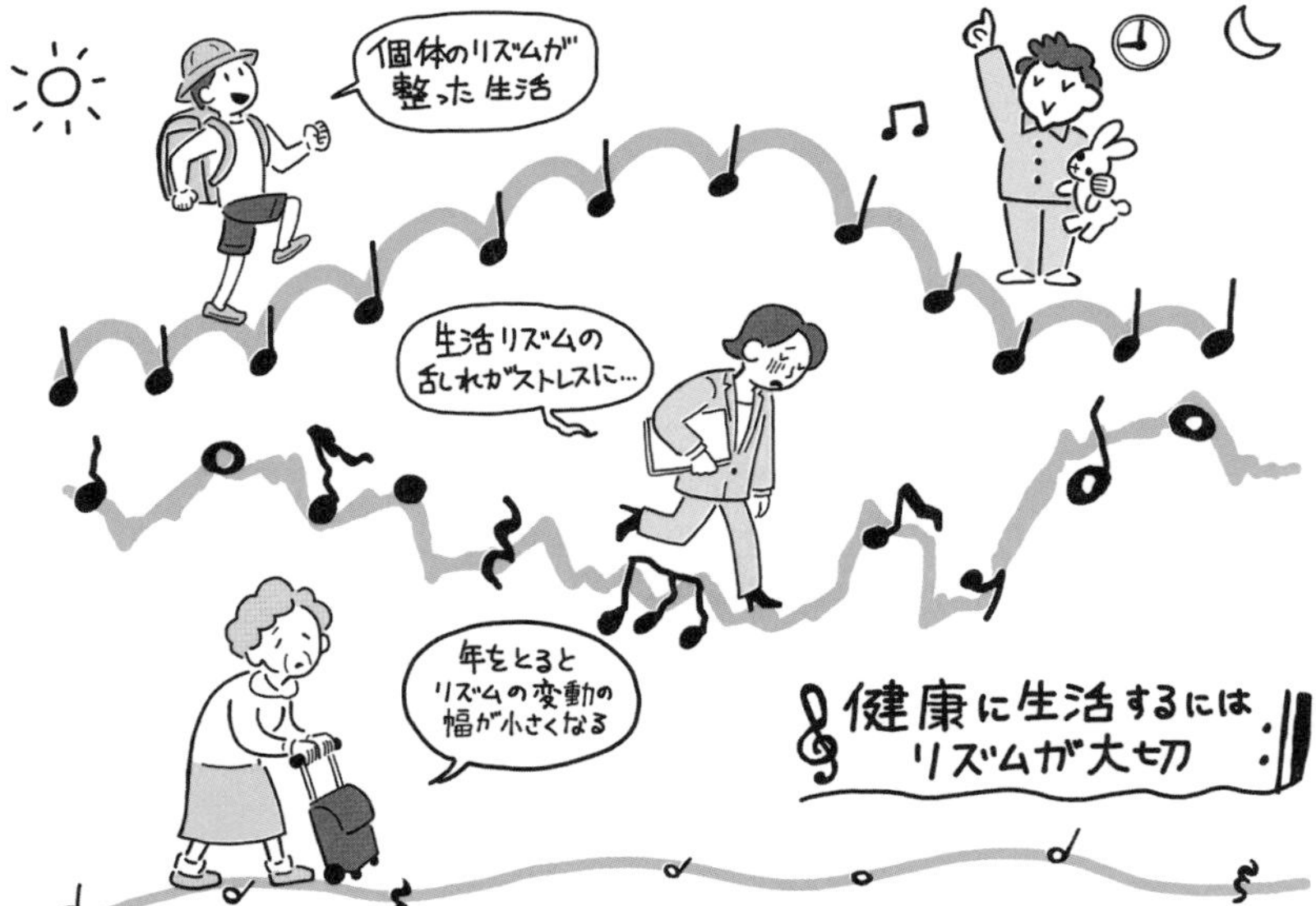
個体のリズムが整った生活
生活リズムの乱れがストレスに…
年をとるとリズムの変動の幅が小さくなる
健康に生活するにはリズムが大切
個体のリズムは加齢とともに失われ、平たんになる。

も高齢者痴呆患者で見ると、乱れが起こり、サーカディアンリズムがなくなってしまいます。

その結果、リズムに乱れが起こり、眠れない、夜徘徊するなどの問題が生じるわけです。そしてこれらのリズムが全くなくなる時、それは死を意味するのです。

生命とは何かと問われれば、それは躍動したリズムといえるのもこうした理由からです。

だからこそ、**老化とは「リズムが次第に失われていく過程」**であります。**高齢者には生活のリズムにメリハリを意識的につける必要があります。リズムのある生活を心がけるだけで、老化の進行をある程度防ぐことができる**のです。

リズムの乱れがストレスに

リズムの乱れをなくすことは健康の維持に大切です。それにはストレスによるダメージを癒《いや》すことが第一の選択肢になります。

日常から逃れて外国へ旅行に出かけても、ストレスが待っています。見慣れない風景、異なる人種、食べ慣れない食事、日本と違う気候など、どれをとってもストレスになりますが、旅先では、心地よいストレスといえるかもしれません。

真夏の暑さを逃れ、学会で5日間ほどオーストラリアのアデレードに滞在したことがあります。南半球は気候が逆さまで、こちらが夏の時には冬になるので、しばらく暑さを避けて静養するにはよい機会でもありました。

オーストラリアでなんといってもうれしいのは、時差がほとんどなく、時差ぼけに苦しむことはありません。久しぶりの夜行便だったので、朝着いた時、寝不足の感じは拭えませんが、時差が10時間以上もあるアメリカやヨーロッパに着いた時のあの特有のだるさがありません。多少の寝不足ではあっても、基本的なリズムの乱れはありません。

ところが、そのことに気をよくして、帰国してから仕事の遅れを取り戻すべく、せっせと頑張ったところ、2～3日でダウンしてしまったのです。

時差もなく、快調であったのに、どうしてこんなことが起きたのだろうと考えました。時間のリズムの乱れは確かにありませんでした。そこで、はたと気づきました。

生活面のリズムが大きく狂っていたのです。日本にいれば、毎朝同じころに起きて、軽い食事をして、同じテレビキャスターのニュース番組を見ます。そして、満員の電車に乗って仕事に行き、惰性にまかせて仕事をこなしていきます。旅行に比べたら単調で退屈な毎日ではありますが、無駄にエネルギーを浪費しない、ストレスから解放された日々のわけです。

しかし、旅行をして珍しいものを見聞すると、つい張り切ってしまいます。必要もないのにからだを消耗させてしまっていたのです。若い時はそれでもすぐに回復します。しかし、年を取るにつれ、この回復が遅れ、気がついた時は疲労困憊の状態になっていることが最近増えてきました。

旅は退屈な日常性を脱却して、精神的にはリラックスできますが、身体的にはハードなストレスとなっているということです。

本来のリズムからずれると免疫力が低下する

すでに、何度もお話ししましたが、**免疫系は他のシステム、とくに神経系と内分泌系とは密接に関連しています**。神経系や内分泌系にサーカディアンリズムがあるように、免疫系もサーカディアンリズムを持ちます。

血液中に存在する白血球数は昼に多くなり、夜は少なくなります。リンパ球についていえば反対に、昼より夜に多い傾向が見られます。

しかし、それは、日々平穏の生活をしている場合で、刺激が多くストレスの多い生活の場合では異なります。これに夜と昼のリズムの狂いが重なれば、免疫系のリズムは大いに乱されて、短期的には回復できない免疫力の低下を招くことにもなります。

免疫力が低下している時は、その人の本来のリズムからずれた生活をしていることが少なくないのです。働き盛りの若い人でも意外と免疫力の低い人がいます。

そういう人たちの特徴は仕事のためにといって、不規則で無理な生活をしている場合が多いのです。

定年退職して、自分のペースをつかんだ高齢者の中には、個人差はあるにしてもストレスから解放され悠々自適な生活を送り、免疫力の高い人はたくさんいます。しかし、**退職後の生き甲斐を見つけられないままでいる人は、いずれ免疫力が低下してしまいます。**

低下した免疫力を回復するには、どうしたらよいでしょうか。

人間のからだは、リズムでできたものであることを念頭に、生活習慣の見直しが必要になってくるわけです。仕事中心のリズムから、本来の自分自身の生活を中心にしたリズムに変える必要があるのです。

がんは2人に1人はかかる頻度の高い病気

それは細胞の遺伝子異常により身体の至るところに起こります。きっかけはさまざまな外部環境、それによってもたらされる内部環境の異常によって、実際には活性酸素がDNAに作用し破壊することが多いのです。

破壊された遺伝子の修復時にミスが起これば、遺伝子異常が起こります。遺伝子異常を起こした細胞の多くは細胞死をして排除されますが、時には生き残るものがあります。これが、「がんの芽」といえます。

異常遺伝子を起こすと、対応したタンパクが作られ、細胞表面に発現されます。細胞表面には自己（セルフ）のマーカーであるMHCタンパクがあり、その溝にはアミノ酸8個程度のセルフのペプチドが入っています。がんのペプチドもそのMHCの溝の中に入って発現されます。そうすると、それは免疫系にとっては、自己でないものとして認識することになり、排除する対象になります。

第3章

自分に合った正しい食生活をおくる

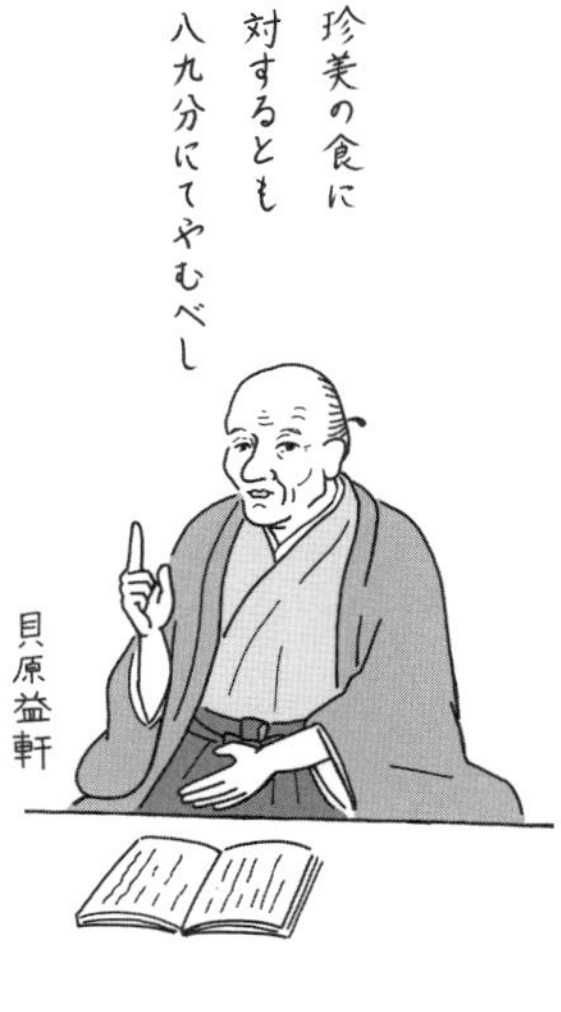
珍美の食に
対するとも
八九分にてやむべし
貝原益軒

1 寿命と食生活は密接な関係がある

食生活はきわめて重要

すでに述べた如く、第二次世界大戦まで、日本人の平均寿命は50歳に届きませんでした。それから、70年以上が経過しましたが、この間、日本人の寿命は30年余り延びました。その最大の要因は乳幼児・小児が感染症で死ぬことが減ったことです。

この平均寿命の延長には、３つの原因が考えられます。

①　たんぱく質をはじめとする栄養状態の改善

②　抗菌剤の登場
③　住環境の清浄化

などがあります。

そもそも日本人は、飢餓状態に強い人種です。食べる量が少なくても生きられるような人々だったのです。しかし、栄養不足の状態で、免疫力が十分でない人が多かったのです。だから、乳幼児が感染で亡くなることが多かったのです。

第二次世界大戦後の都市部の食料事情は極端に悪かったといえます。しかし、戦後1年以内に始まったガリオア資金、ララ物資、ケア物資により、栄

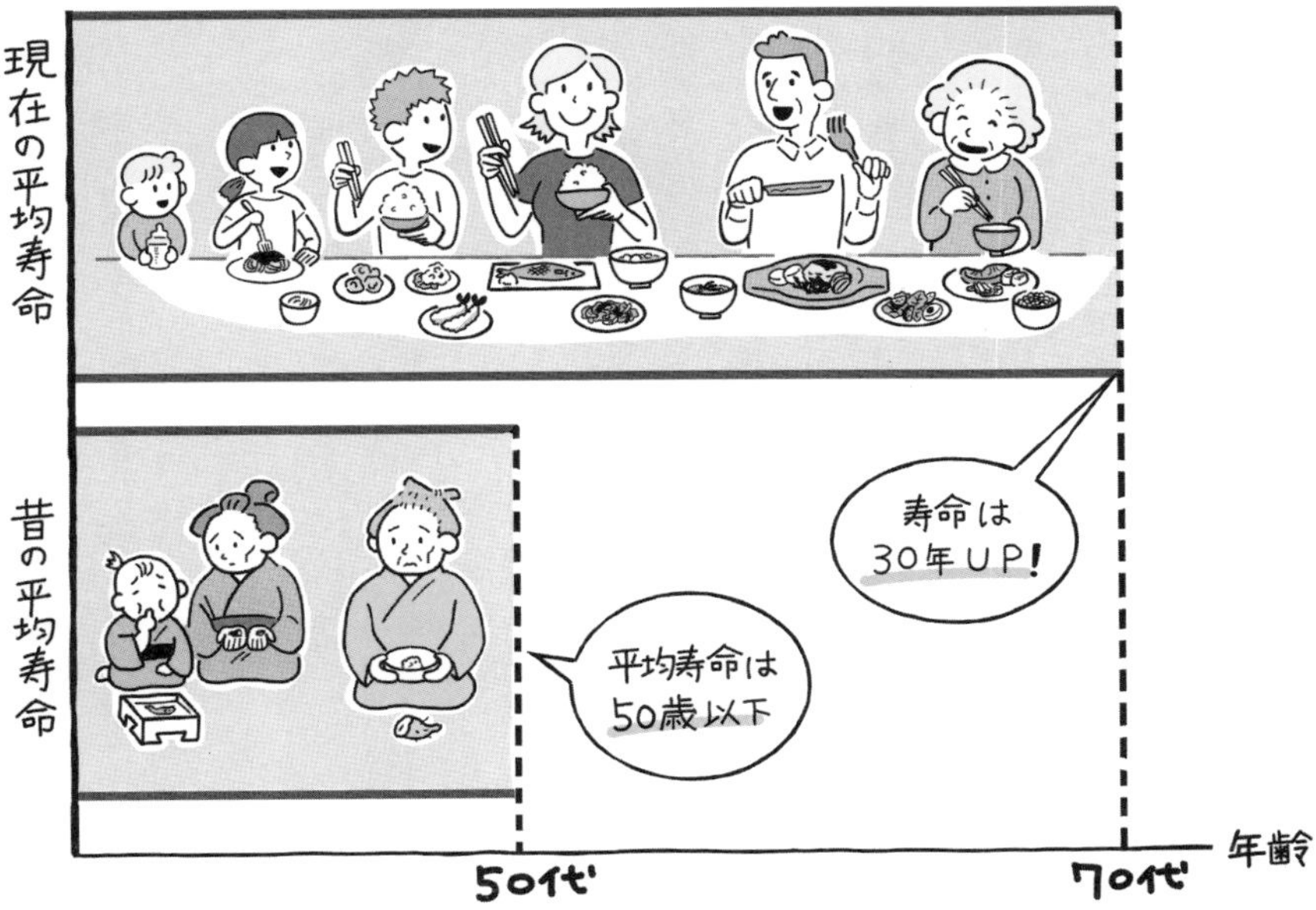

第二次世界大戦後、栄養が満たされ、免疫力アップし、寿命が延びた。

養状態は改善していきます。お年寄りの人なら、小学校時代に配給されたミルクを覚えているはずです。

栄養が十分であれば、免疫力は発達し、高いレベルで維持されるのです。免疫力があれば、少々の感染症にも屈しません。実際に栄養状態の改善で国民病といわれた肺結核は、抗生物質の登場もあり、急減したのです。

さて、栄養が足りていれば、問題なしとはなりません。**日本人は飢餓状態には強いのですが、飽食には弱い**のです。大量の食事が摂取されると、血糖値が上がり、膵臓からはインシュリンが分泌されますが、飢餓状態に耐えうる日本人は、このインシュリンの分泌能力（分泌量）があまり高くないので血糖値を十分に下げることができない人が多いのです。そのために高血糖値状態が続くわけです。

それが生活習慣病の糖尿病です。その結果は動脈硬化の進行で、免疫力の低下も起こります。

糖尿病になると、感染症にかかりやすくなるのはこうした理由があるからです。すなわち、食生活もコントロールする必要があるということです。

ラットを使った実験でわかったこと

第二次世界大戦前の1935年、米国のコーネル大学のマッケイ（CM McCay）はカロリー制限したラットでは寿命が延びることを発見しました。実験室のラットは狭いケージの中で餌だけは食べたいだけ食べられます。

この時の餌の摂取量を「自由摂取量」といいます。この自由摂取量を60％に減量してラットを飼育したところ、やせてはいるが元気の良いラットとなり、寿命が延びたのです。

そのあと、戦後になって、ラットやマウスを用いて、同じ実験が繰り返され、寿命の延長だけでなく、腎臓病や自己免疫疾患の発症も抑える効果があり、加齢に伴う免疫力の低下を遅らせるような働きもあることがわかってきました。

実験室のラットは狭いケージの中にいて、十分な運動はできません。野生のラットは餌を求めて1日5～10キロメートルは運動するといわれています。しかし、ケージ内のラットはそうした運動をしなくても、好きなだけ大量の餌を取ることができます。いわゆる「飽食状態」です。

その飽食状態にあるラットに対して栄養制限すれば、結果的に少ない運動量に適したカロリーになり、健康を回復し、寿命が延びるのは当然といえます。

1990年代になって、東京都老人総合研究所（現・東京都健康長寿医療センター）の栄養学の研究グループは、ラットを使って、3つのグループに分けた実験を行いました。

第一は運動をさせずに餌は自由摂取させる群、第二は運動をさせて自由摂取させる群、第三は運動をさせてカロリー制限する群です。

運動は直径65センチメートルの回転軸を使い、その中で、一定の距離を走ると餌が一つ出てくる仕掛けを作ったのです。ラットが走れば、餌は出てきますが、自由摂取量の70％に達すると、回転軸は止まり、餌が出なくなり、それでカロリー制限ができるのです。

実験開始から20カ月後、それらのラットについて、栄養学的な検査を行いました。その時にわれわれのグループは免疫機能を調べさせてもらいました。その結果、**運動をさせて、カロリー制限をした第三群のラットの免疫機能が一番高いこと**がわかりました。

サルを使った実験でわかったこと

栄養と寿命の研究をしている米国のメリーランド州にある国立加齢研究所とウイスコンシン大学の２つのグループが、より人間に近いアカゲザルでもカロリー制限の実験を行っています。

サルを２つのグループに分け、一方には普通に食事を与え、もう一方にはカロリーを３割ほど制限した食事を与えて、経過を観察し始めたのは１９８０年代後半のことでした。大学は２００９年と２０１４年に「効果あり」、研究所は２０１２年に「効果はなかった」と発表していました。その後、２０１７年に両チームが共同で実験データを解析し、「効果あり」と一致した結論はNatureに発表しました。

また、それとは別に、アメリカのオレゴン健康科学大学の研究者（Janko Nikolich-Zugich 教授ら）がアカゲザルを用いて、カロリー制限の実験を行っています。42カ月間の観察結果では、**カロリー制限によりアカゲザルの免疫系の老化を遅らせる効果がある**ことが発表されました。

ちなみに、このカロリー制限の実験は、**線虫や酵母のような下等生物でも有効**です。線虫の平均寿命は16日前後ですが、カロリー制限で50％くらい、延長すると報告されています。これらの実験で得られる情報は大変貴重で面

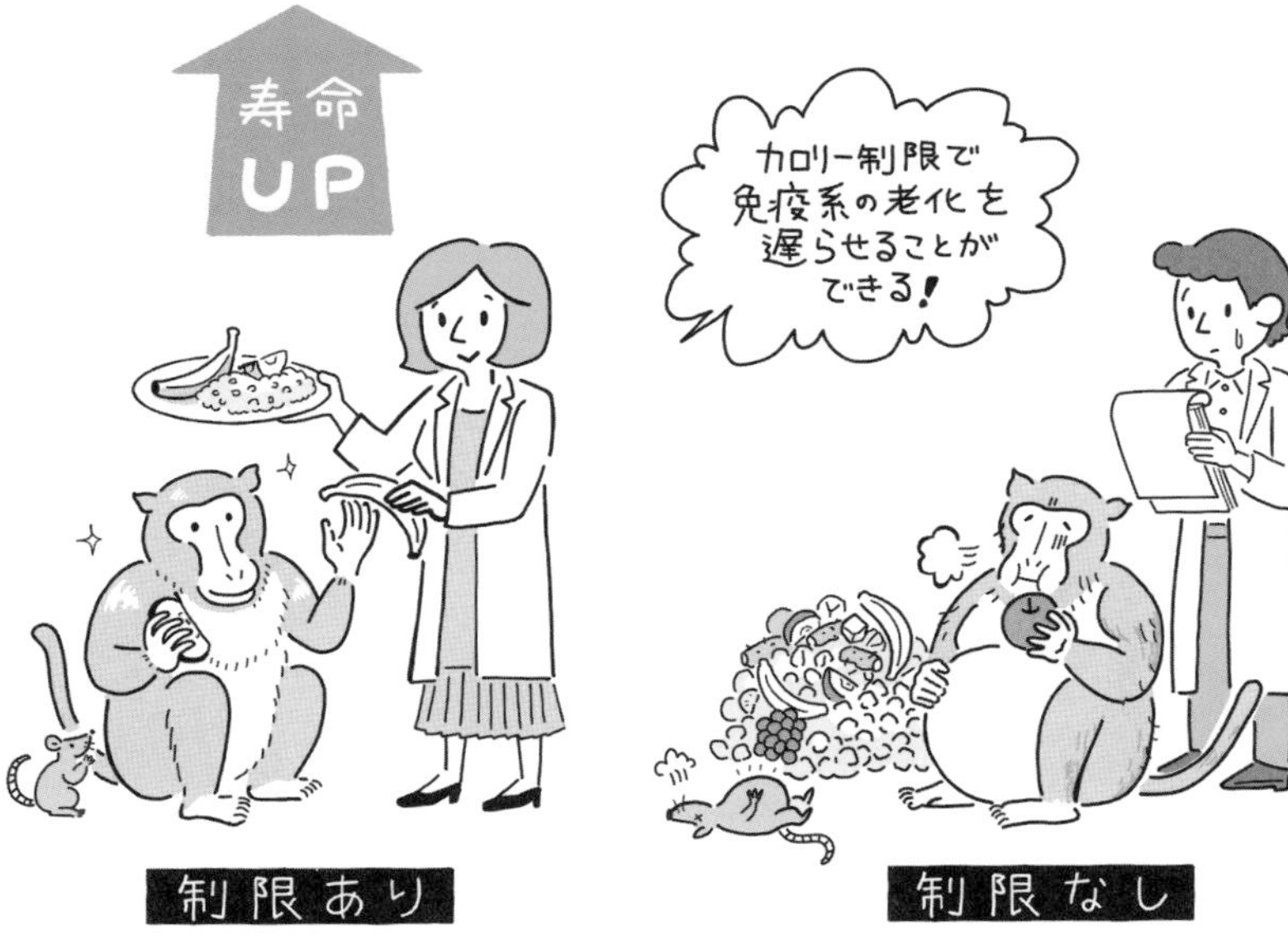
寿命
UP
カロリー制限で
免疫系の老化を
遅らせることが
できる！
制限あり
制限なし

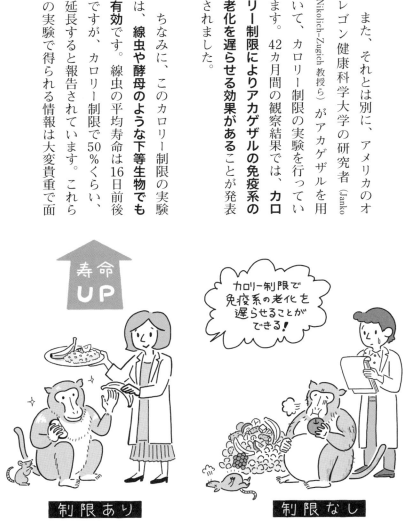

栄養過剰の状態を改め、栄養摂取制限したサルでは寿命が延びる。

白いことは間違いありません。
しかし、人間などの高等動物にどこまでそれらの情報が役に立つかはこれからの研究を待つ必要があります。

カロリー制限がどうして寿命を延ばすのかについては、いくつかの説があります。たとえば、その一つは活性酸素を抑制する酵素の量が増えるというものです。活性酸素は、大変強い酸化力を持った酸素のことで、からだのさびをもたらすといわれています。激しい運動、紫外線、喫煙、大気汚染、加齢などによって体内に多く発生しますが、通常は体内にある活性酸素を除去する酵素が作用します。この酵素の量が増えることで、寿命が延びるというものです。

免疫系にはたんぱく質が必要

自由摂取量の環境にある実験動物に対して、餌を自由摂取時の60～80％程度にカロリー制限した実験動物では、免疫機能の発達はやや遅れます。しかし、**遅れ**

た分だけ、免疫機能の低下の進行も緩やかになり、老化した時の免疫機能はやや高めに保たれるという説もあります。

ただし、実験動物の多くは、清浄な環境で飼われており、免疫機能の発達が少々遅れ、十分な免疫がなくても感染症にかかることは少ないのです。したがって、環境の異なる人間に実験動物で得られた成果をそのまま当てはめるのは難しいといえます。

しかし、**食事量を減らしてもバランスを保つことは重要**です。これまで、述べてきた動物実験は、たんぱく質、脂肪、炭水化物などの栄養のバランスに配慮して行われたものです。

試しにたんぱく質のみを減らした餌を与えた場合、免疫系の発達が遅れるだけでなく、加齢に伴う免疫機能の低下が促進します。**たんぱく質を中心とした栄養は、免疫系の発達と維持にとって必須**なのです。

実際、いまだに、たんぱく質を中心とする栄養摂取状態の悪いアフリカでは、子どもの免疫系の発達が悪く、そのためにさまざまな感染症によって命を落とすことなどによる死亡率が高いのです。

このことは、第二次世界大戦前の日本にも当てはまります。戦前の日本人のたんぱく質の摂取量は十分とはいえませんでした。そのために、免疫系の発達が不十分で、幼児、青年などの若年層が肺炎や結核などの感染症で亡くなることが多かったのです。

日本をはじめ先進諸国はどこでも飽食傾向が強いので、いかにダイエットするかは共通の問題となっています。そうした国々では、カロリー制限をすれば寿命の延長につながるということは理解はできますが、実施は難しいのが実情です。

2 きちんとした生活習慣を身につける

栄養状態が影響する平均寿命

生活習慣と健康について、10年間にわたって東京近郊に住む高齢者を対象に追跡調査した東京都老人総合研究所のデータがあります。それを見ると、**高齢者でも、鶴のようにやせた人より、小太り気味の人のほうが、良好な健康状態を長く保てることがわかってきました。**

別の発表で、体型と死亡率の関連を見たものがあります（次ページ）。横軸を肥満度、縦軸を相対死亡率とするとアルファベットのUのようなカーブを描きます。つまり、高齢者になってもある程度の量と質の食事が必要なのです。

〔BMIと相対死亡率〕

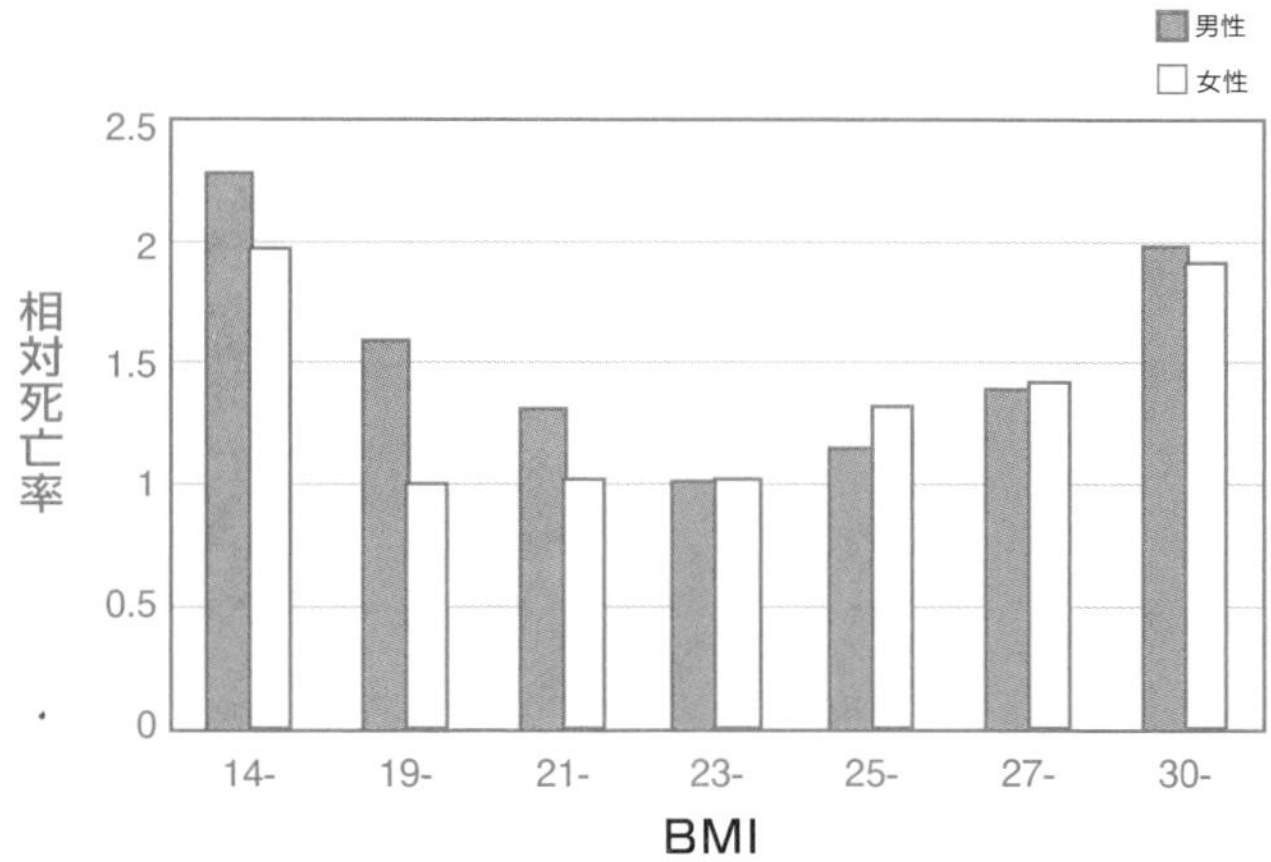

BMIが23.0～24.9 の人の死亡率を1として他のグループの死亡率が何倍になるか表している。BMI が高すぎても、低すぎても相対死亡率が高くなるのがわかる。
（Tsugane et al. Int.J.Obes.Metab.Disord. 26:529,2002）

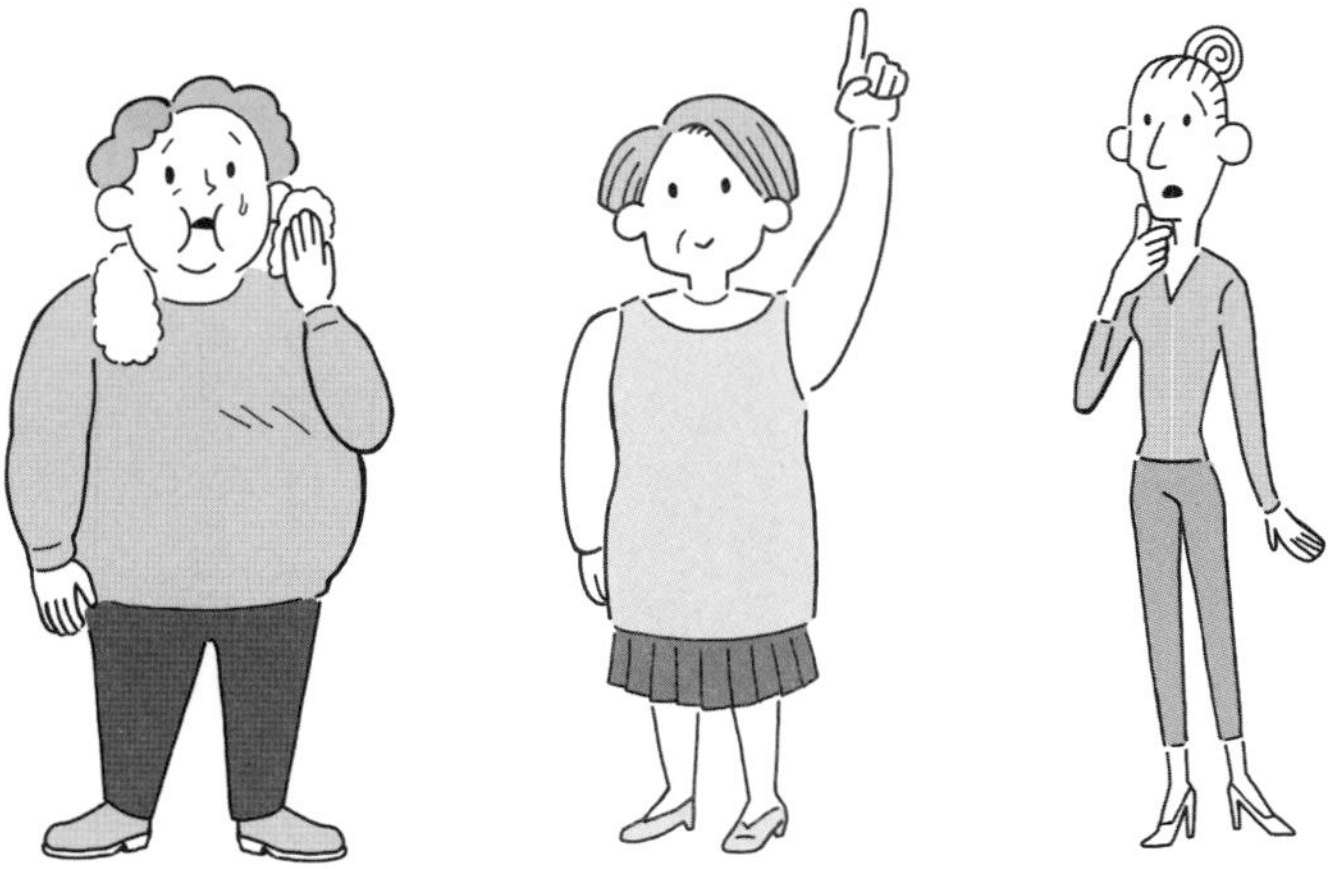

ヒトでは小太りのほうが健康状態良好。

沖縄は日本で一番長寿者が多い地域として知られていました。その秘訣は沖縄に昔から伝わる食生活にあるといわれています。

その代表が、豚肉をよく煮込んだラフテイです。たんぱく質やビタミンに富んでいます。今、沖縄で100歳を超える人たちは子どものころからたんぱく質の多い食事を取ってきました。

しかし、今の沖縄の子どもたちは、平均的な日本人の食事になっている可能性が指摘されます。戦後、米軍が駐在し、沖縄県内のレストランなどには米国人が好む、ハンバーグ、焼き肉、フライなど高カロリー、高脂肪食が増えてきました。そのために戦後世代の50歳代に肥満、糖尿病などのいわゆる生活習慣病の患者が増えてきたといわれます。

すでに沖縄の男性の寿命はトップ10にも入りませんし、女性もトップは長野に代わっています。長野がトップにあるのは、野菜摂取量が多く、肥満が少なく、減塩指導が行き届いているからだといわれています。

腹八分目の効用

こうした現代人の歩んだ歴史を眺めると、やはり昔の人が言った腹八分目の大切さがわかります。江戸時代の儒学者、貝原益軒の『養生訓』にも腹八分目の重要性を説く、「珍美《ちんび》の食に対するとも、八九分にてやむべし。十分に飽き満つるは後の禍《わざわい》なり」と記されています。英語のことわざにも、「Gluttony kills more than the sword（大食は剣より多くの人の命を奪う）」というのがあるそうです。

栄養バランスの取れた食事をし、カ

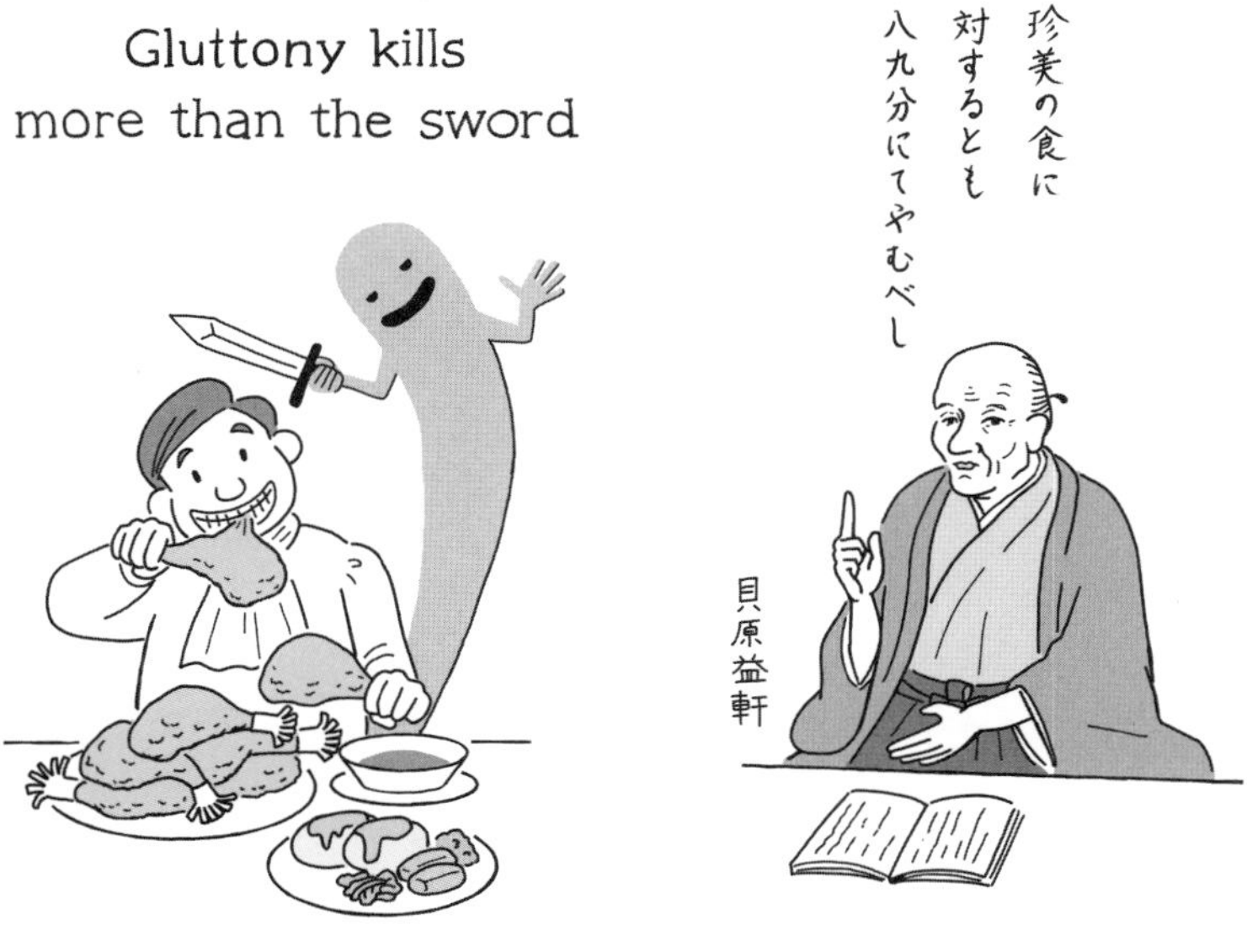
Gluttony kills
more than the sword
珍美の食に
対するとも
八九分にてやむべし
貝原益軒

腹八分目の効用は洋の東西を問わず。

ロリー制限により体重を適正に維持するだけで、劇的な効果が得られることも確実です。

日本人の多くがそういう食習慣をおくることができれば、心血管障害、脳血管障害などの患者も減り、医療費の大幅な節減も夢ではないでしょう。

バランスよく食べる、食べ過ぎない、過度の節制は良くないを理解する必要があります。誰でも理解はできますが、実行は難しいかもしれません。やはり、幼少のころからの習慣として、そうした食生活をしつけることが必要なのでしょう。やはり、今の学校教育の中でそれを教える必要があります。学校や家庭で、子どもの食生活をしっかり考えて教えていけば、日本人の健康状態は必ず、良くなるはずです。

人間はどこまで長生きできるか

話は変わりますが、食事に気をつけ、免疫機能も高い状態を保てば、人は１２０

歳でも200歳でも生きられるのでしょうか。

平安初期に編纂された『続日本紀』を見ると、平安時代にも100歳を超える人はいたようです。江戸時代の記録にも100歳を超えた人がいると記されています。

最大寿命は、人間という生物の限界がどこにあるかということですが、**その限界は、遺伝子レベルで決まる**とされています。

ただ、その最大寿命に達することはきわめて稀であったと思われます。そこには栄養状態など時代背景がありま す。事実、50年前の1970年の百寿

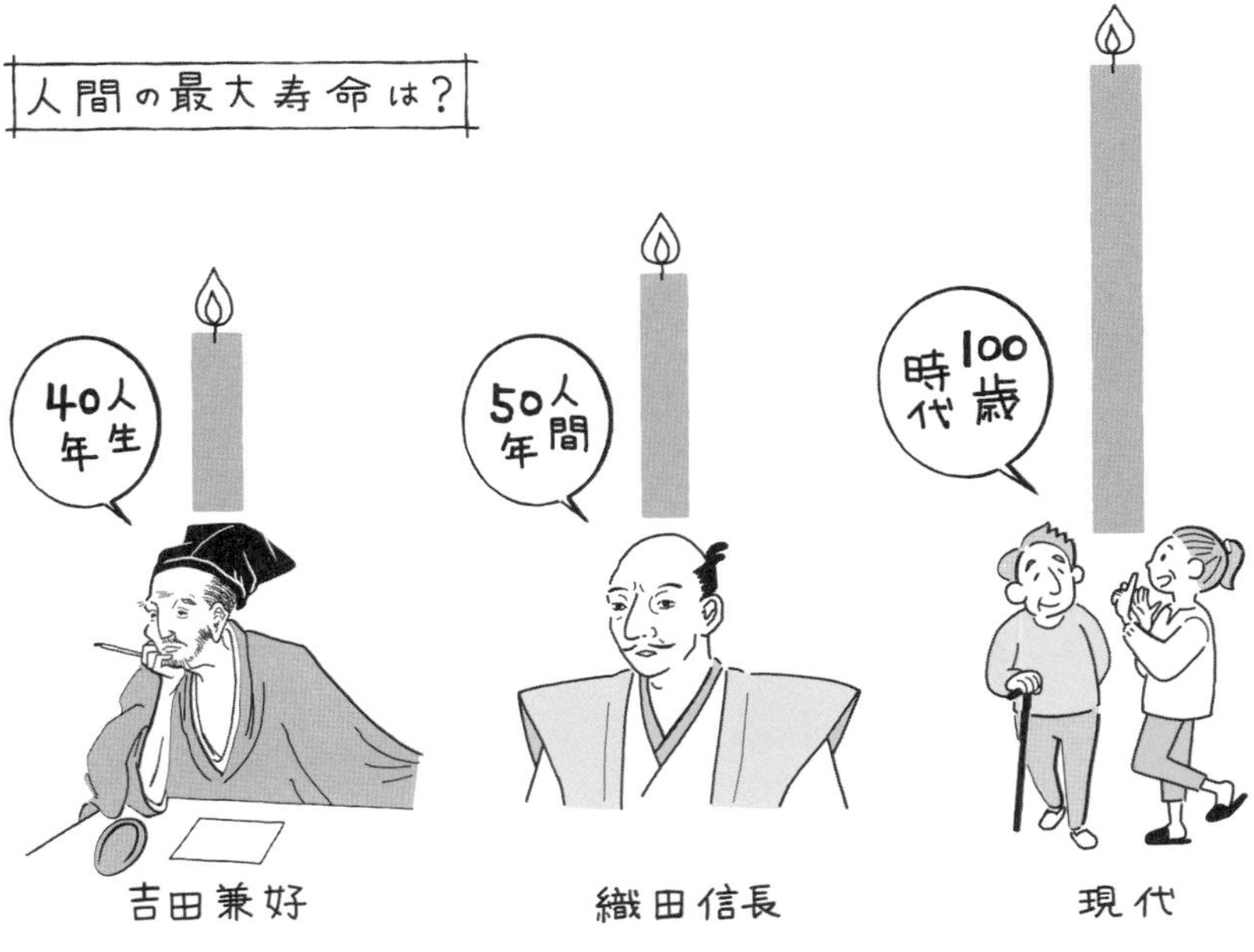
人間の最大寿命は？
人生40年
人間50年
100歳時代
吉田兼好
織田信長
現代
ヒトの寿命は100歳時代。

者はわずか310人という数字でした。

それが2020年には8万人を超えました。50年くらいの間に300倍近く増えたことになります。日本人の遺伝子が突然変わるわけはないので、環境の変化により、種の最大寿命に近い年齢まで生きる人が増えてきたということがいえると思います。


吉田兼好が著した随筆、『徒然草』には人生40年と書かれています。戦国時代の織田信長も人間50年と謳《うた》っています。第二次世界大戦までは日本人の平均寿命は50歳を超えることはありませんでした。

ようやく戦後になって、医療環境が改善し、栄養状態も急激によくなったことで、寿命が延びたわけです。

たった50年の間に平均寿命が30年も延びたのは生物学的に見ても驚異的です。人間の生物学的な寿命は今後、さらに延びる可能性があるかもしれません。

第4章

免疫力向上の知恵を身につける

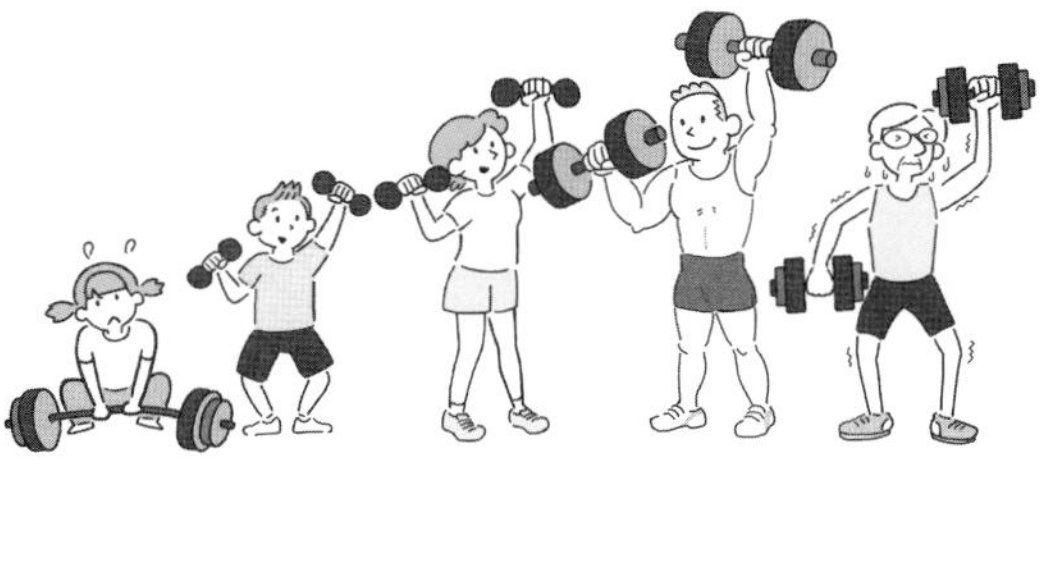

1 免疫力を回復する手立て

この章では、食生活を含め、免疫力の向上に役立つ方法、ヒントをまとめてみます。

一般に、免疫力の回復に効果があるといわれている方法として、次のようなものが挙げられます。

①栄養調節、②呼吸と睡眠、③運動、④抗酸化物質、⑤ホルモン補充、⑥ワクチン、⑦漢方薬補剤、⑧活性化自己T細胞点滴法

それぞれについて、個別に見ていきましょう。

方法① 栄養調節で免疫力をアップする

前章において、免疫力の維持・回復には、日常の食事、つまり栄養摂取が大切であることを説明してきました。ポイントをまとめてみましょう。

カロリーの過多は、肥満につながり、そのまま放置すれば、メタボリックシンドロームへの道をたどることになります。

2008年からメタボリックシンドロームの有無を判定する特定検診・特定保健指導（メタボ健診）が始まりましたが、メタボによる肥満などは糖尿病あるいは、糖尿病予備軍を増やします。糖尿病は血管系に悪い影響を与え、動脈硬化が進行し、毛細血管が集まる腎臓、網膜などの血管障害を起こし、糖尿病性の腎症や網膜症の原因となるわけです。免疫力にも抑制的な影響を及ぼし、感染症にかかりやすくなることが知られています。

栄養過多に注意する秘訣は、「朝食前に体重を測定」「増減をチェック」、さらに「それを1カ月単位で観察し、2キログラム以上増減しているようなら食事量を加減する」ことです。

次に、大切なのは、「栄養の質・バランス」です。栄養失調状態、なかでもたんぱく質の摂取が不足すると、免疫力の大幅低下をもたらすことは科学的にも証明されています。とくに**高齢になると、注意が必要**です。**肉、魚などバランスよくたんぱく質を摂取することが重要**です。**つい食事はあっさりしたもので済まそうとしてしまいがちですので、**

それから「塩分摂取過多」にも気をつけたいものです。塩分過多と関連する病気は高血圧、腎臓病、心疾患、そしてがんです。血圧を上げるホルモンであるレニン、アンジオテンシンなどが塩分の取り過ぎで高くなります。

減塩料理は食欲をそそらない時もあります。その時の味付けで有効なのは酢です。レモンなど柑橘類の酸味は風味があって勧められます。

塩分は私たちのからだの7割を占める水分に含まれる重要な要素で、その濃度はホルモンのバランスと密接に関係します。そして、免疫系はそのホルモンバランスの上に立って機能するので、適度の塩分摂取は見過ごせないのです。

塩分の主成分であるナトリウムが多く摂取されると、体内の「カリウム」濃度が減ります。私たちのからだは、ナトリウムとカリウムが絶妙なバランスの上に成り立っているので、余分なナトリウムの排出を促すには、カリウムが多く含まれる食事が有効です。

カリウムを多く含む食品は、たとえばパセリ、しいたけ（乾）、さつまいも、ひじき、納豆、バナナ、アボカド、ほうれんそう、カレイなどがあげられます。

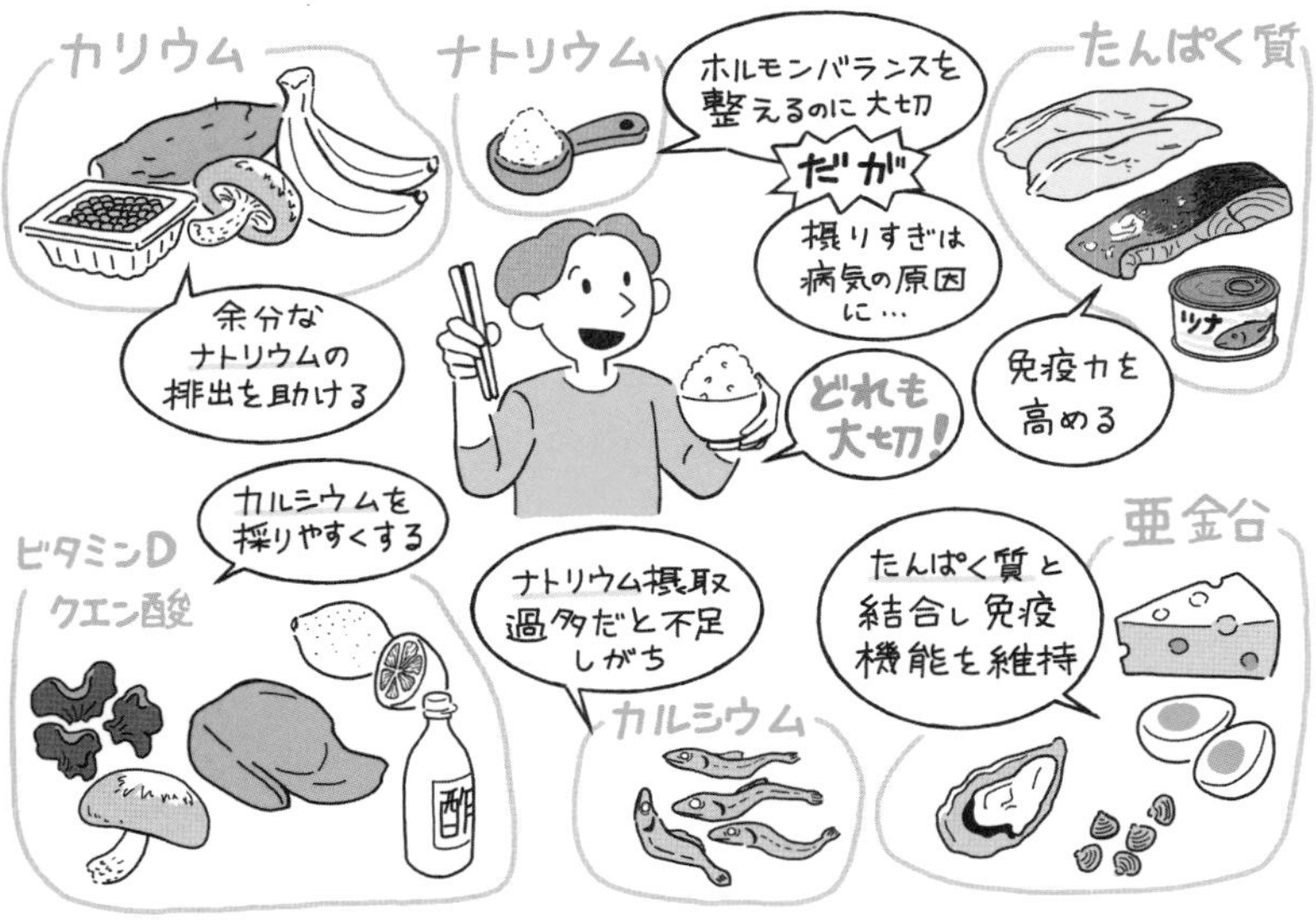
カリウム
余分なナトリウムの排出を助ける
ナトリウム
ホルモンバランスを整えるのに大切
だが
摂りすぎは病気の原因に…
たんぱく質
免疫力を高める
どれも大切！
ビタミンD
クエン酸
カルシウムを採りやすくする
酢
ナトリウム摂取過多だと不足しがち
カルシウム
亜鉛
たんぱく質と結合し免疫機能を維持
ツナ

栄養調節にはいろいろなものを少しずつ食べるのがコツ。

納豆といえば、納豆にダイエット効果があるというテレビ番組が放送された時、スーパーの店頭から納豆が消えてなくなる現象がありました。ねつ造された番組に国民が翻弄され、狂奔したのですが、それはともかく、納豆には血管年齢を若返らせる効果があります。

納豆に含まれる善玉菌ナットウキナーゼは血管にできた血の塊を溶かす強い働きを持っています。果物、にんにく、さらに緑黄色野菜もバランスよく食べることを心がけると良いでしょう。

さらにナトリウム摂取が多くなると、「カルシウム」の摂取を阻害します。カルシウムは血管を構成する細胞の新陳代謝に不可欠なミネラルですが、不足すると、骨がスカスカになる病気、骨そしょう症となります。国民健康栄養調査では常にカルシウムの不足が指摘されています。カルシウム摂取で手っ取り早い手法は小魚を食べることです。

その際、カルシウムを取りやすくするビタミンDやクエン酸が多い果物、しいたけ、きくらげ、レバーなどを一緒に食べると効果が上がります。また、吸収率が高く栄養バランスのよいチーズも有効です。

また、いろいろなミネラルの中で重要なのが「亜鉛」です。亜鉛は体内には約2グラムしかない微量元素です。しかし、広くからだ中の細胞に存在し、DNAやたんぱく質の合成に関与します。血液中の亜鉛はほとんどアルブミンなどのたんぱく質と結合し、免疫機能の維持に深く関わっています。

方法② 呼吸と睡眠をコントロールする

① 呼吸によるマインドコントロール

今まで紹介してきたように外から何かを摂取するのではなく、自らの精神を落ち着かせる副交感神経優位を持続させることによって免疫系をコントロールすることも可能です。

その一つの方法として呼吸法があります。太極拳、ヨガなどの効果は精神を落ち着かせる手法として注目されていますが、この中心は呼吸法にあるといわれています。

呼吸法で大切なのは、息を吸うのではなく、息を吐くことに気を集中させることです。前にも触れましたが、井戸端会議、カラオケなどでストレスが発散されるのは、息を吐くからです。ストレスを解消することは免疫力の改善につながります。

ところで、手足の筋肉は自分の意思で動かせますが、心臓の鼓動は意思で制御できません。心臓や呼吸の動きはわれわれが睡眠中でも自律神経によってコントロールされています。しかし、呼吸については、意識すれば深呼吸もできるし、しばらく止めることも可能です。

すなわち、**呼吸を通して、ある程度、自分の意識外にある自律神経の領域に入ることができます**。言い換えると、呼吸を意識的に調節することによって、ある程度自分の身体的な機能を正常化、マインドコントロールができる可能性があるということです。大事の前に呼吸を整えて、気分を落ち着かせようとすることは皆さんもよく知るところでしょう。

呼吸法の秘訣として、**最初の5秒で息を吸い込み、2秒止めて、その後、10秒近くゆっくりと時間をかけて息を吐いていく**。

こうしたことを繰り返すことで、ストレスに左右されない落ち着いた状態を保つことができ、免疫力も向上するのです。

②　睡眠

30歳代、40歳代の働き盛りの人で、免疫力を測ってみると、低い人が意外に多いことがわかります。そういう人たちの多くは体力に自信があり、無理をしても、すぐに回復できると信じています。しかし、侮ると免疫力の低下を招き、思わぬ感染症でダウンすることも少なくありません。

実際にインタビューして生活習慣を聞いてみますと、一週に一度は、長時間の睡眠を取っている場合が多いことがわかりました。いわゆる「寝だめ」です。しかし、**寝だめは免疫力の回復にはあまり効きません**。

睡眠時間が十分に取れない場合は、**昼寝または通勤時間などに20〜30分程度の仮眠を取る**ことです。

これ以上ですと、逆に目覚めは悪くなってしまいます。仮眠や昼寝の効果は、通常の睡眠に比べて良質な眠りといわれます。なかなか、人目もあってできないかもしれませんが、ぜひ取ってほしいものです。

睡眠をしっかり取ることこそが、ストレスに対してはより効果的な治療方法であり、免疫力を維持する上で有効な手段といえます。

方法③ 適度な運動で免疫力を向上させる

運動は、免疫力にどのような影響をあたえるのでしょうか。たとえば、マラソン並みの激しい運動をしますと、血液中の好中球が増加し、リンパ球は減少し免疫力は下がります。NK細胞も増加します。

結論からいえば、運動と免疫力の関係は、マイナス面とプラス面の両方があります。適度な運動はプラスになりますが、過度の運動はからだにとってストレスとなり、免疫力を低下させます。

問題は「適度な運動」というのが、人により、場合により異なるということです。普段運動をしない人が、運動がからだに良いからといわれ、急に運動すれば、それは過度の運動になることのほうが多いのです。昔からずっとやっていたスポーツでも、この程度は大丈夫と思っていても、加齢とともに体力・筋力が落ちれば、過度の運動になることもあります。

スポーツ選手の場合は、プロですから、からだに無理があっても、技術の向上を優先し、勝負にかけます。だからちょっとしたことで、体調を崩し、戦線から離脱することがあるのです。実際にスポーツ選手は、上気道感染症（かぜ症候群およびその周辺疾患）にかかることが多いといわれています。

繰り返しますが、適度な運動であれば、免疫機能を高めます。無理はせず、自分に合った運動をするように心がけてください。

続けている間に適度な運動量が少し

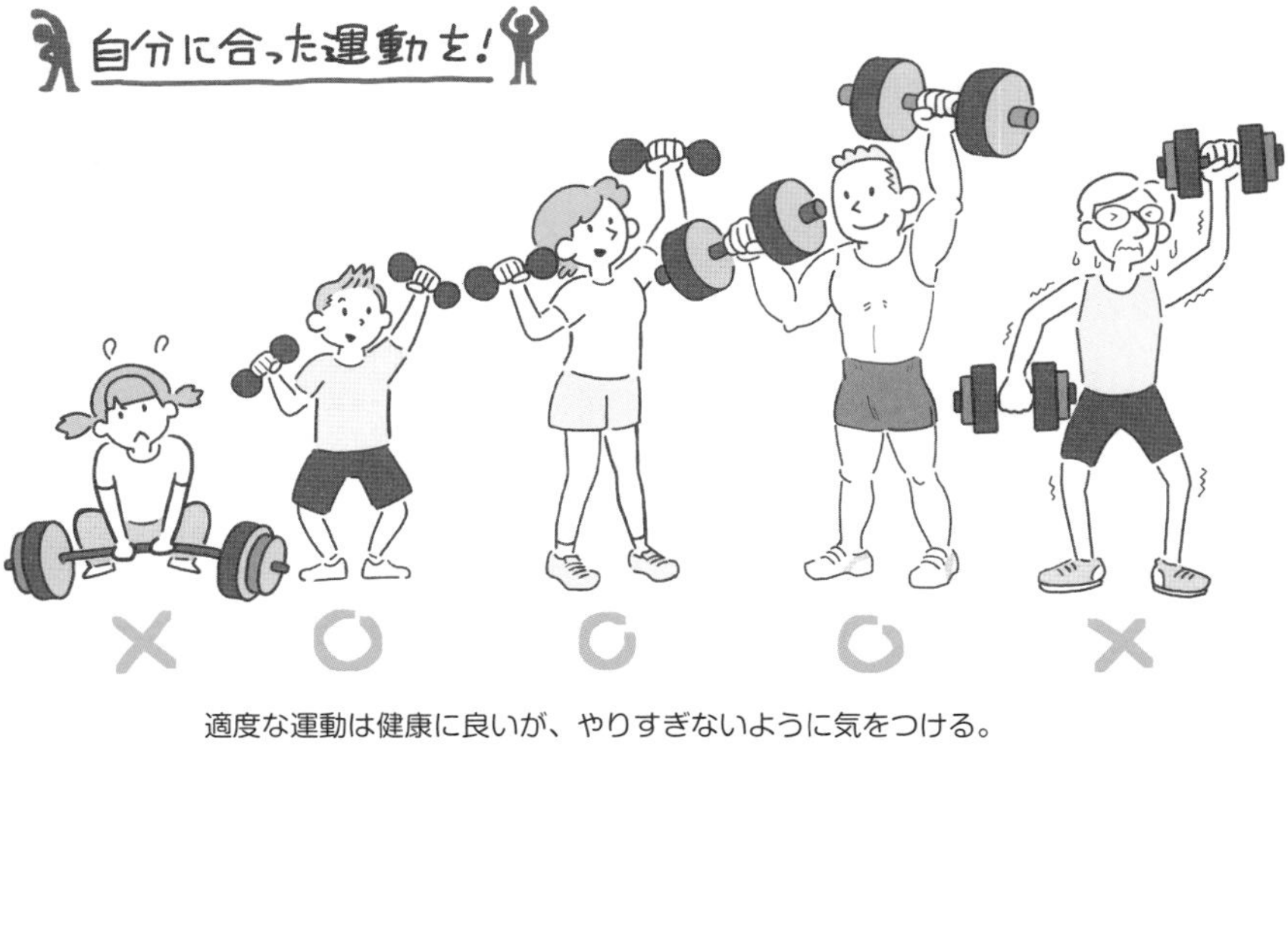

適度な運動は健康に良いが、やりすぎないように気をつける。

ずつ増えていくはずです。

方法④ 抗酸化物質を意識して摂取する

現在売られているサプリメントの多くは抗酸化機能があると宣伝しています。酸素はエネルギーを得るために必須の物質で、血液を通じてからだの各臓器・細胞に運ばれ、活動エネルギーのもとになります。そのエネルギーの大部分は細胞内のミトコンドリアで作られますが、その時に活性酸素が放出されます。

この活性酸素は細胞を構成するいろいろな要素、核酸（ＤＮＡやＲＮＡを作る素材）、たんぱく、細胞、組織を傷つけてしまいます。これを除去する機能が抗酸化機能です。からだの中には、ＳＯＤ（スーパーオキシドジスムターゼ）、カタラーゼ、ＧＰｘ（グルタチンプルオキシダーゼ）などの活性酸素を無毒化する酵素が何種類もあり、通常状態では、放出された活性酸素は瞬時に無毒化されます。

活性酸素の典型的な例は、皮膚の傷にオキシフル（オキシドール）をたらした時に見える泡です。これは皮膚組織内のカタラーゼが、オキシフル内の活性酸素と反応して出てくるものです。

この場合は、オキシフル内の活性酸素は傷口の殺菌を目的としています。体中の細胞はエネルギーを必要とし、そのたびに活性酸素が放出されますが、抗酸化酵素が働き、何事もなく済んでいます。

しかし、生涯にわたって見ていきますと、時には抗酸化物質の機能が不十分で、組織やたんぱくが活性酸素により傷つくことがあります。その傷が少しずつ増え、機能障害が細胞単位で起

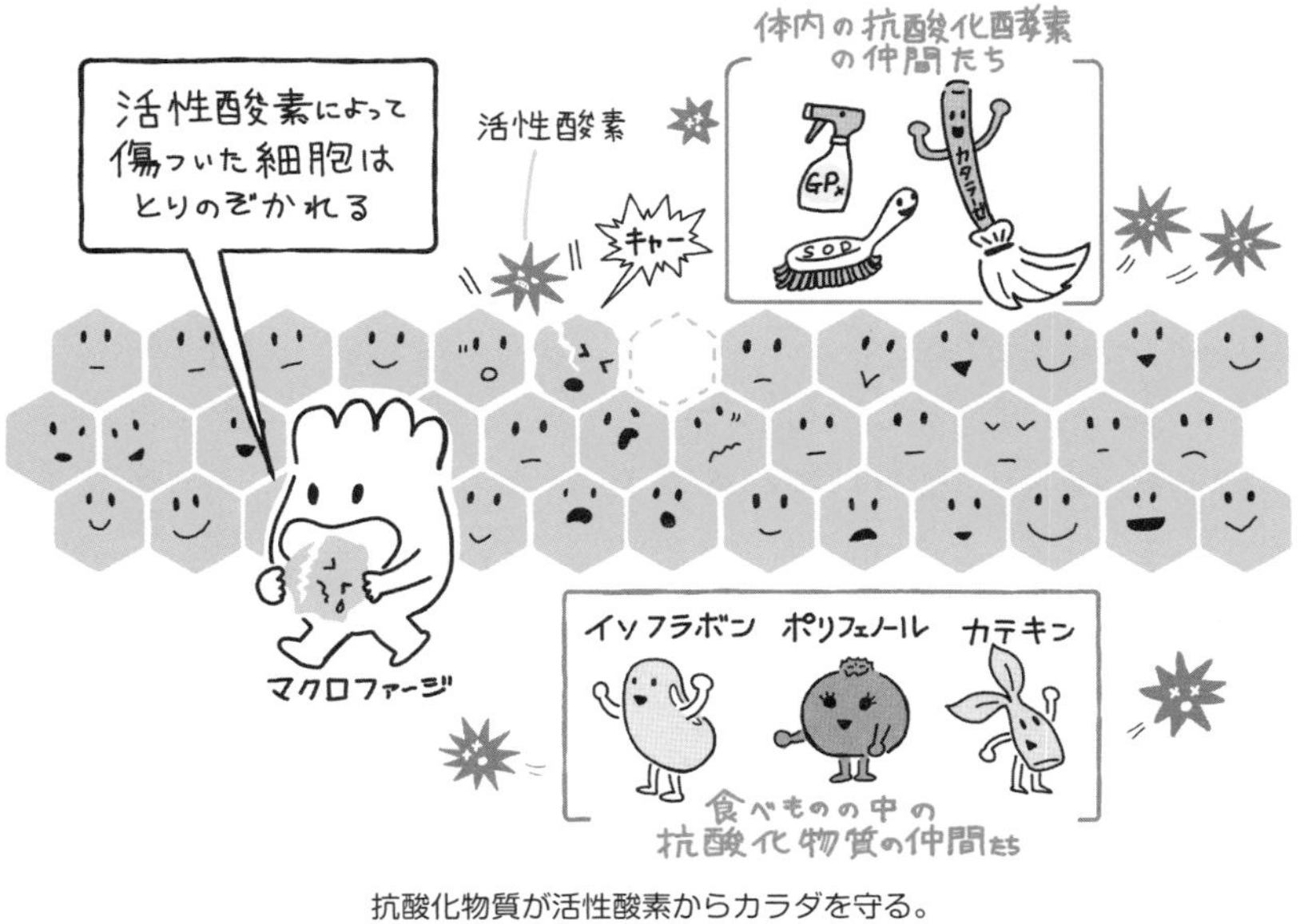

抗酸化物質が活性酸素からカラダを守る。

こることがあります。そうした**機能不全細胞は、少しずつ除かれていきます。これが老化減少の一部だと考えられています。**実際に、臓器単位で見ますと、加齢とともに臓器重量の減少が見られます。

活性酸素に対抗する酵素（抗酸化物質）はからだの中だけでなく、食物にも含まれています。その総称がフラボノイドであり、ポリフェノールです。緑黄色野菜にはそうした抗酸化物質が多く含まれているので、からだに良いといわれているのはそのためです。

ポリフェノールの仲間にはさまざまなものがあります。大豆などに含まれるイソフラボン、そばに多いルチン、赤ワインや緑茶のカテキンやタンニン、りんごのプロシアニジンなどとくに果物には多く含まれています。ただ果物は果糖が含まれるので、カロリー面での注意が必要です。

今、売られているサプリメントの中には、こうした抗酸化物質を抽出してより摂取しやすいようにしたものがあります。しかし、サプリメントは薬品ではなく、食品の仲間なので、その効果については、はっきりとしたデータがなくても販売できます。そこに落とし穴があります。

現在、欧米を含めサプリメントの効果を調べる大規模な研究が行われています。もちろん効果があるとのデータも報告されていますが、はっきりしない面もあります。**効果もわからず過剰に摂取すると害がある場合もあります**ので、注意が必要です。

「免疫力を上げる」と宣伝しているサプリメントもたくさんあります。それらの多くは毒性がないというだけです。効果があるかどうかは、自分自身についてのデータを取るつもりで、免疫力を測定しなければわかりません（本書 第5章）。こうして自分自身に合うサプリメントを見つける必要があります。

さらに、自分に合ったものがあっても、摂取の仕方は、**まずは食事を優先し、疲労が蓄積した時、多忙で時間がない時などにサプリメントを活用する**というような意識を持ちたいものです。

方法⑤ ホルモン補充を考慮する

女性については、女性ホルモンの「エストロゲン」によるホルモン補充療法（HRT）が、若返り、アンチエイジング（抗加齢）の観点から注目されています。

更年期には女性ホルモンの急激な変動が起こり、からだがほてる、いらいらするなどさまざまな不定愁訴のもととなります。この更年期特有の症状が女性ホルモンの投与により改善されることが多いのです。しかし、女性ホルモンであるエストロゲンの投与により、乳がんの発生を増加させる危険があることを、認識する必要があります。

男性にも女性のような更年期障害があることが、最近指摘されるようになってきました。

加齢とともにホルモンが減少し、疲れやすく、何となく気分が優れない。さらには、うつ状態、自殺などに発展する可能性も指摘され、ホルモンの活用が徐々に注目されています。しかし、いずれの場合も免疫力については、一致したデータは文献上見られていません。ただ、アンチエイジングの効果があり、気分がよくなり、前向きな気持ちを持てるとしたら、勧められます。

一方、**成長ホルモンについては、免疫力について有効性を示すデータがあります**。弱った筋力を強化するリハビリなどで有効であるとの報告もあります。

実際、成長ホルモンの減少が老化の原因と考え、成長ホルモンを高齢者に投与する試みが行われています。日常活動などが活性化されて、皮膚も若返り、かなりの効果が認められたと報告されています。

しかし、成長ホルモンが作用するのは、正常細胞だけではありません。もし、**体内にがん細胞があった場合、そのがん細胞にも作用してがん細胞の成長を促進してしまう**のです。

つまり、高齢者で成長ホルモンの濃度を必要以上に高い状態を維持すると、甲状腺、肺、前立腺などにあった、小さな潜伏がんが急激に増殖し、本人も変だと気づき、病院に行かざるを得ないということも起こり得るのです。成長ホルモンに刺激されなければ、潜在がんは寿命を全うするまで悪さをしないことも多く、注意が必要です。

方法⑥ ワクチンを忘れないようにする

高齢者にとって、感染に対する効果的で、てっとり早い免疫賦活方法がワクチン接種です。

たとえば、インフルエンザや肺炎球菌のワクチンは一般的になってきました。ワクチンで感染を完全に防御はできなくても、症状を軽減する効用はあるので季節になったら、年に最低1回は接種したいものです。

ワクチンは病原体を弱毒化したものや、完全に死滅させたものを投与することで、**からだの免疫細胞に病原体の顔を覚えさせる**ものです。ワクチンを受けなくても、幼児から小児期にわれわれのからだは環境からの病原菌にさらされます。こうした病原体との接触によって時には感染して、重い症状を呈することもあります。しかし、たいていは病原体に対する免疫機能を獲得します。

はしかワクチンの場合も、はしかの流行があれば、ウイルスに接して、はしかに対する免疫力は強化されますが、その機会がないと、免疫力も次第に低下していくことは前述したとおりです。

そこで、はしかのワクチンの場合には2度接種することが勧められており、アメリカでは2度実施が普通になっています。

同じことは高齢者にもいえます。年を経るとともに、若齢時に感染した病原体に対する免疫機能が低下します。免疫機能の低下の程度は、病原体の種類によって異なります。

たとえば、今の高齢者ははしかに対する免疫は十分あります、それは戦後のはしか流行期に何度も追加免疫されてきたからです。

しかし、一方でインフルエンザでは、免疫の効果は1~2年しか持ちません。インフルエンザの型も毎年同じとは限りません。そのために毎年、異なる型のワクチンを健康な時に接種して、免疫機能を補強することが必要なのです。

なかでも怖いのは、肺炎球菌による肺炎です。免疫力の低下している高齢者は重篤な症状に苦しめられることが多いからです。そこで、前もって肺炎球菌に対するワクチンを接種することが勧められています。製薬メーカーも肺炎球菌に関する情報提供に力を入れるようになってきています。

２０２０年に始まったパンデミック、新型コロナウイルス感染では、感染の終息にはワクチンが望まれます。

ワクチンの種類もいろいろあり、①新型コロナウイルスを処理して毒性をなくしたものを投与する「不活化ワクチン」、②ｍＲＮＡワクチン、③ＤＮＡワクチン、④組み換えたんぱく質ワクチン、⑤ウイルスベクターワクチンなどがあります。

いずれも、新型コロナウイルスに対する免疫力を発揮させるのが目的で、感染に伴う症状を伴わないのが特徴です。しかし、ある程度の副作用は避けがたく、注射部位の痛み（84・1％）、倦怠感（62・9％）、頭痛（55・1％）があるといわれています。

ここで、問題が一つあります。それは**高齢者では免疫力が低下しているために、十分な免疫効果が得られないこともある**のです。やはり、ワクチンの効果を抗体測定などで、確認することが必要と思われます。

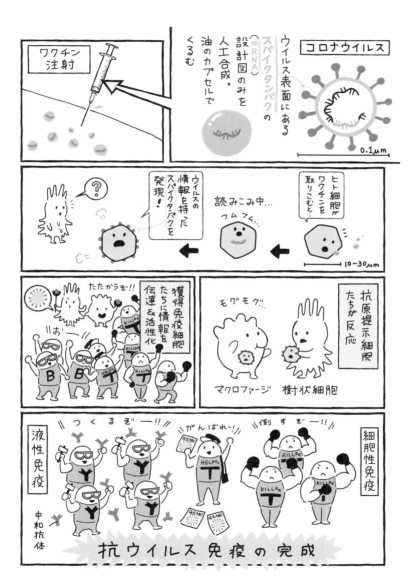

コロナワクチンによる抗ウイルス免疫の成り立ち。

日本で最初に使われたワクチンはファイザー社製で、合成したｍＲＮＡを脂質ナノ粒子という脂肪の膜で包んだ状態のものです。

これを注射すると、ヒト細胞内へ取り込まれ、細胞質内の小胞体に入り、そこでスパイクタンパク質が合成され、やがて細胞表面に発現されます。その結果、細胞表面に発現されたスパイクタンパク質に対して、宿主の免疫系が反応し、抗体産生反応とキラーT細胞などの働きを誘発し、それらが、ウイルスを駆除することになります。注入されたｍＲＮＡはたんぱく質に翻訳されたあと、すぐに分解されるので、副作用は少ないと考えられています。

方法⑦　漢方薬補剤が有効な場合もある

今、われわれが普通に用いている多くの薬は西洋医薬に属します。しかし、明治になるまでの日本の医療は、鍼灸や漢方などの伝統的な東洋医学でした。

西洋医学の特徴は、細かいところは別として、いろいろな症状に対して、対症的に処置をするのが特徴と思います。それに対して、東洋医学は身体の病気に対する抵抗力を補強することにより、治療するという考えに基づくものです。

たとえば、感染症を見てみましょう。西洋医学では、感染源である細菌を殺す抗菌薬で、感染源を絶とうとしますが、東洋医学では、感染源に対する身体の抵抗力を補強して、感染症を治そうという姿勢です。

最近、両方を使って治療しようという考えから、「統合医学」という考えも出てきています。

私はマウスを用いて、「補中益気湯《ほちゅうえっきとう》（ＴＪ41）」と「十全大補湯《じゅうぜんたいほとう》（ＴＪ48）」という2種類の漢方薬による免疫力の回復効果を調べたことがあります。

その結果、興味あるデータが得られました。若齢マウスでは、免疫機能は亢進しませんでしたが、免疫力の低下した老齢マウスでは、抗体産生能など免疫機能が回復したのです。

ヒトについてもその効果を見てみました。その一例が次ページの図表です。Ｔ細胞数とその増殖能に大きな亢進が認められます。全体的な免疫力を見る免疫力スコアも回復しています。

このような回復効果は個人差があり、実際に服用して、免疫力を測定しないと、その効果がわかりません。

現在、過度な西洋医学への傾倒から脱却し、東洋医学を含めた伝承、あるいは伝統的な医療に関心が集まっており、それらは通常の西洋医学医療ではないという意味で代替医療（オルタナティブ・メディシン）と呼ばれます。

代替医療による治療効果は科学的な手段で研究され、多数報告され、米国などではこうした代替医療ががん患者、自己免疫疾患などで急速に広がっています。米国では保健行政研究を推進する国立衛生研究所（NIH）にアメリカ

〔漢方補剤服用後の免疫力賦活〕

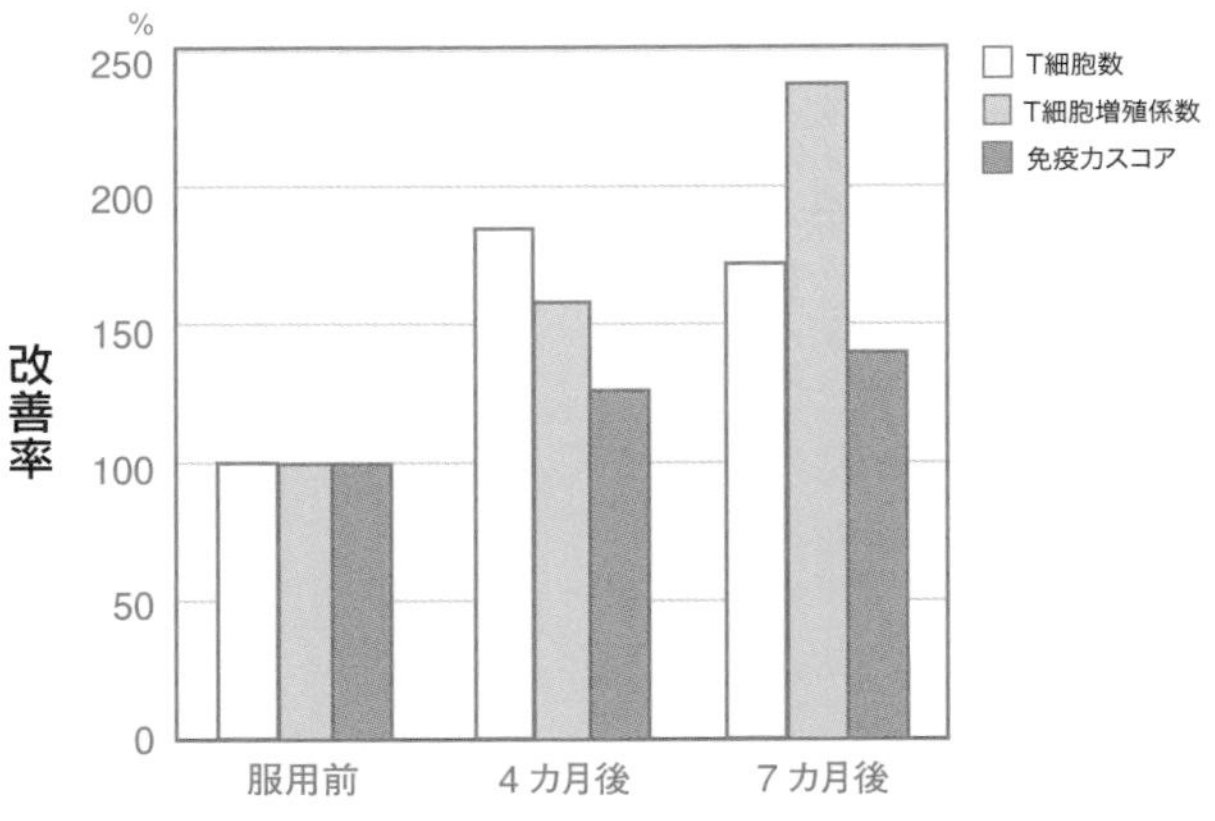

漢方補剤を服用することにより、T細胞数、T細胞増殖係数、免疫力スコアなどが改善する。こうした効果は人により異なることが、免疫力を測定することによりわかる。

国立補完代替医療センター（現・アメリカ国立補完統合衛生センター　ＮＣＣＡＭ）が設置されました。米国での代替医療見直しは各国の医療政策に大きな影響を与え、日本をはじめ各国で代替医療が普及しつつあります。

方法⑧　活性化自己Ｔ細胞点滴法は最後の手段

前にも触れましたが、活性化Ｔ細胞点滴法は、ＬＡＫ（Lymphokine activated killer）**療法**[＊20]ともいわれ、40年以上も前に始められた、がんの免疫療法です。

末梢血からリンパ球を分離し、特殊条件下で培養すると１０００倍以上に数を増やすことができます。それを再びからだに戻すのですが、細胞の主体はＴ細胞ですが、いろいろなクローンから成る雑多なＴ細胞集団で、特殊な抗原を持つがん細胞に有効に作用することを期待することは難しいといえます。

実際、からだが楽になったという全身状態の改善が見られますが、がんが完全に治癒したという報告はほとんどありません。

しかし、非特異的に増殖したＴ細胞集団は、低下した免疫機能を補うことには

＊20　LAK 療法
T 細胞を増殖させる方法として、普通に用いられているのは T 細胞を増殖促進させる IL-2 と抗 CD3 単クローン抗体による培養である。この方法で、T 細胞は 1,000 倍以上に増殖する。

効果を発揮します。つまり、**がんによって低下する免疫機能を向上し、感染症に立ち向かうためには効果的である**といえます。

次ページの図表は、肺がん患者に対し、活性化自己T細胞点滴を6回行ったあとの免疫力の値を数値化したものです。点滴後1カ月で見る限り、顕著な免疫力の回復効果が見られることがわかります。

この療法では、長期間液体窒素内に凍結保存したリンパ球でも使用することが可能です。つまり、健康な時や若い時にリンパ球を採取、保存しておいて、病気や老化で免疫賦活が必要になった時に、解凍し、戻すという使い方が想定されます。がんなどで状態が悪い時のリンパ球より、健康時のリンパ球を用いたほうが、増殖効率も高く、十分な賦活効果が期待できます。自分の細胞を保存して、戻すわけですから、拒絶反応も心配ありません。

がんばかりでなく、年を取って、免疫機能が低下した時に、機能を賦活する際に期待できる手法といえます。

〔活性化自己T細胞点滴による免疫力回復〕

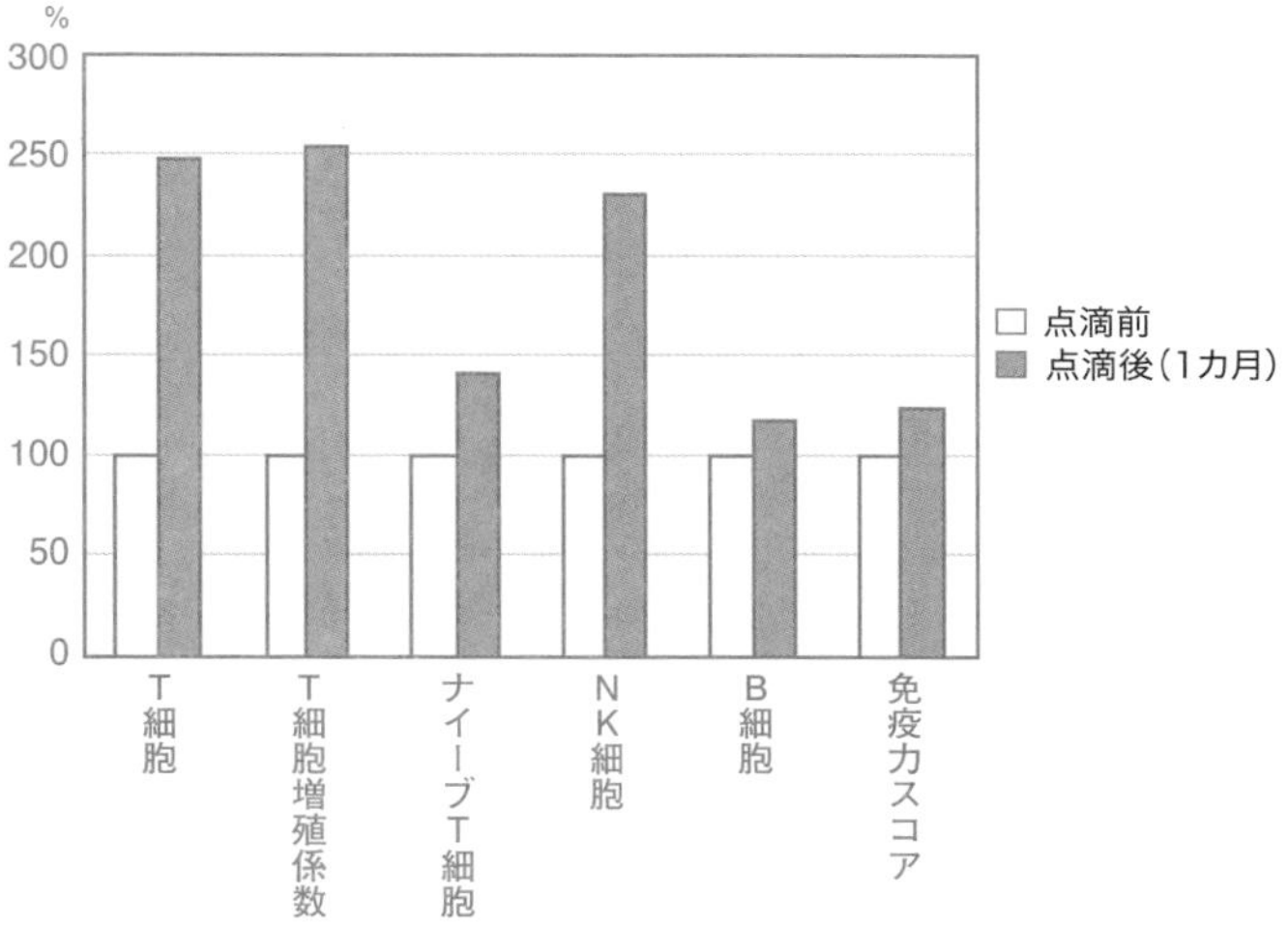

血液中のリンパ球を培養し、約1,000 倍に増やすことができる。その活性化T細胞を個人に戻すことにより、直接的な免疫力賦活を期待できる。図では主としてT細胞系とNK細胞の機能改善が明瞭。

2 回復は個人差が大きい

全く正反対の効果を示す場合もある

ここまで示してきた免疫力回復法の効き目は人により大きく異なり、場合によっては、全く正反対の効果を示す場合もあります。

ここで、あるサプリメントAを取り上げて、それを1カ月服用した影響を7人のボランティアで見てみましょう。ちなみに、このサプリメントは免疫機能を増進させる効果があると宣伝されて市販されているものです。

169ページ上図表は、このサプリメントを服用する前後の6種類の免疫指標・

機能を示したものです。

血液中のリンパ球数は3人で増加、3人で不変、1人で減少しています。T細胞数については5人で増加、1人で不変、1人で減少。T細胞増殖係数は6人で増加し、1人で減少。5つのT細胞関連指標をまとめたスコアは5人で増加、2人で減少。一方、NK細胞数は3人で増加、4人で減少。B細胞数は1人で増加、6人で減少となっています。これら7人の結果をまとめてみますと、このサプリメントはT細胞数を増加させ、その増殖能を亢進させる効果があるといえそうですが、効果のないこともあるといえます。

一方、NK細胞については、その効果が半々に分かれ、B細胞については、T細胞とは逆に抑制的に働くようだということがわかります。

次に169ページ下図表では4人のボランティアのリンパ球について、サイトカイン産生能のデータが示されています。

IL-2はT細胞の増殖に関わる物質ですが、4例中3例で上昇していますが、1例では低下しています。

インターフェロンγ（ＩＦＮγ）[21]はＴ細胞で作られ、ウイルス感染ではウイルス排除に働く物質ですが、４人中２人で上昇し、２人では不変です。ＩＬ－４[22]はＢ細胞の増殖に関わる物質ですが、４人中２人で上昇、２人で低下しています。

また、ＩＬ－６[23]はＢ細胞の抗体産生機能に関わる物質ですが、同時に炎症を悪化させる働きもあり、血液中の増加はあまり好ましくない指標となります。そのＩＬ－６は４人中３人で低下し、１人で増加しています。これらのデータの中で、ＩＬ－２の上昇は、前のデータのＴ細胞数の増加と一致し、また、ＩＬ－４とＩＬ－６の低下はＢ細胞数の減少と一致することになりますが、完全な一致は見られておりません。

しかし、問題はここからです。サプリメントＡは免疫力を亢進するということで売られています。しかし、データを見てもわかりますように、誰にでもその効果を期待できるかというと、そうではなさそうで…といえます。

たとえばＸさんが免疫力アップという宣伝に乗って、サプリメントＡを購入し、服用しても、効果があるとは限りません。ただ、効果があると信じて服用すれば、

＊21　IFN γ（インターフェロンガンマ）
ヘルパーＴ細胞（とくにTh1型）により産生される。その働きは多岐にわたり、抗ウイルス作用、NK細胞・キラーＴ細胞の細胞傷害性の増強、マクロファージによる細胞内殺菌作用の促進。

〔サプリメントの服用効果〕

a) サプリメントAの免疫系への影響

免疫指標・機能	増加	不変	減少
リンパ球数	3	3	1
T細胞数	5	1	1
T細胞増殖係数	6	0	1
T細胞関連指標	5	0	2
NK細胞数	3	0	4
B細胞数	1	0	6

b) サプリメントAのサイトカイン産生能への影響

免疫指標・機能	増加	不変	減少
IL-2産生能	3	0	1
IFNγ産生能	2	2	0
IL-4産生能	2	0	2
IL-6産生能	1	0	3

上の表では7人、下の表では４人のボランティアでサプリメントAの免疫系への影響を見た。T細胞の増加が7人中5人に見られたが、１人は不変、１人は減少した。また、B細胞数は逆に7人中6人が減少し、１人が増加を示した。下の表では IL-2産生能が４人中３人で増加したが、１人は減少。逆に IL-6 産生能は３人で低下し、１人で増加を示した。このように、サプリメントによる効果がある場合でも、１人ひとりで効果のパターンが異なる。

＊22　IL-4（インターロイキン４）（P 168）
以前はＢ細胞刺激因子と呼ばれていた。主に、ヘルパーＴ細胞で産生され、Ｂ細胞に作用し、Ｂ細胞の抗体産生分化を促進する。また、Th-2 型のＴ細胞の増殖分化を促進する。

気分的には効くように思えるかもしれません。本当のことはサプリメントAを服用後に血液を採取し、免疫の機能を反映するマーカーを測定する必要があります。

長期服用による副作用の可能性も

怖いのは、効果がないにもかかわらず、長々と服用した場合の副作用です。医師が処方した薬の場合には、定期的に医師が観察し、副作用があれば、服用を止めることができますが、市販で購入した場合には、よほどの副作用を感じない限り、なかなかやめられません。

食べ物に好き嫌いがあるように、人のからだとサプリメント・薬剤の場合にも相性があるのです。

次の章では、免疫力の測定方法について解説したいと思います。

＊23　IL-6（インターロイキン6）（P 168）
T 細胞やマクロファージなどから産生され、液性免疫を制御するサイトカインです。炎症や自己免疫病にも深く関わるサイトカインで、IL-6 の受容体を阻害し、IL- 6の機能を抑える薬もある（トシリズマブ）。

第5章

免疫力を測定する

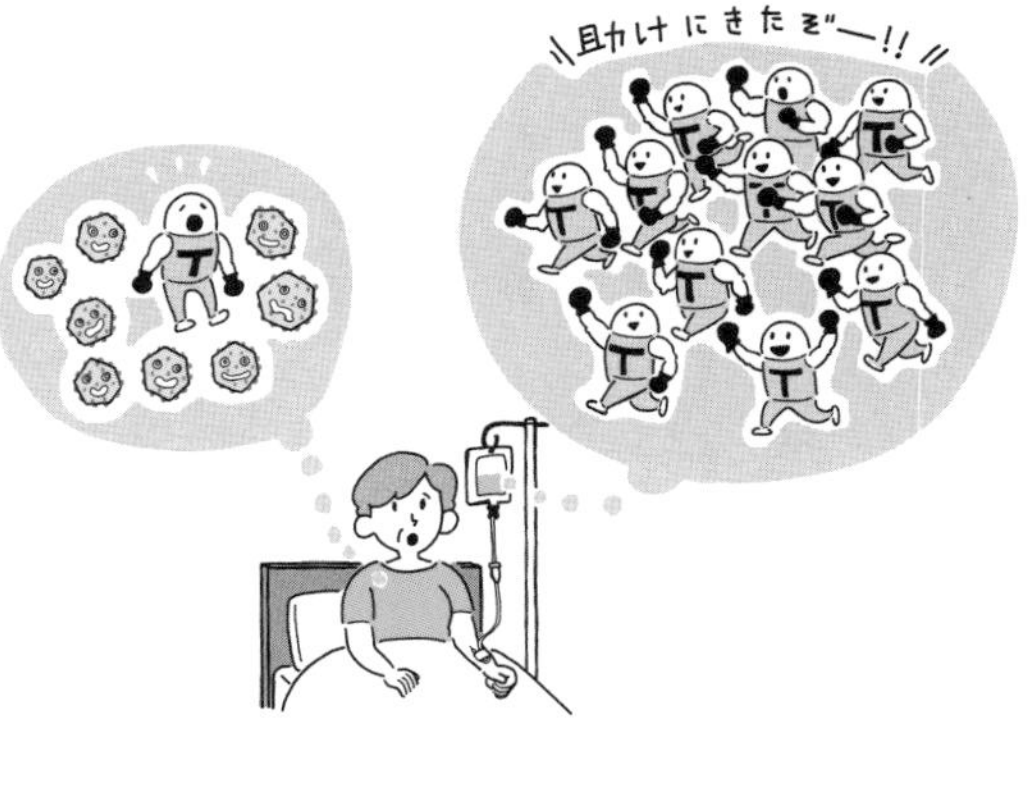

1 免疫力測定の基本を理解する

免疫力を知るために測定する免疫項目を選択する

本書の冒頭で、免疫力のセルフチェックをしていただきましたが、それでわかるのは測定ではなく、推測です。

免疫とはいっても、第1章で自然免疫と獲得免疫について述べましたように、いろいろな面があります。専門的にはそれでよいでしょうが、一般的には、免疫力の総合能力を知りたいと思うでしょう。皮膚・粘膜および好中球などの自然免疫も考慮すべきですが、ここでは、加齢やストレスに対して影響を被りやすい獲得免疫、主にリンパ球について調べています。

リンパ球の中でも、T細胞系の細胞はストレスや加齢に伴う変動が著しく、個人差もあります。したがって、このT細胞に属する複数の亜集団について、それらの数、あるいは機能を測定し、数値化することが最も重要となってくるわけです。

調べる項目は大きく分けて2つあります。免疫マーカーで見る種類の異なるリンパ球の数とT細胞増殖機能です。血液を採取するだけで、測定することができます。

難しい用語ばかりですので、すべて覚えていただく必要はありませんが、免疫力の推移、変化などを理解する上で、大まかな意味合いを理解することをお勧めします。詳細は、巻末の用語索引を見てください。

末梢血液を採血する

通常は、クリニックで注射器を用いて採血します。

リンパ球の数や性質を回析するフローサイトメトリーだけの検査には抗凝固剤

の入った2ミリリットルの真空採血管に入れます。また、培養などを含んだより高度の検査をする場合には、さらに8ミリリットルの真空採血管も使います。

しかし、最近はフローサイトメトリーだけの検査の場合には、指先からの自己採血キットによる採血で検査が可能になりました。**クリニックに行かずに自宅で採血し、クール宅配便で送る方法が徐々に確立しつつあります。**

測定項目のスコア化とその合計点により評価する

こうした免疫力の変化を見るのに有効な免疫マーカーを以下に列記しました。マーカーとは目印物質（指標）のことです。

①T細胞数[*24]
②CD４陽性T細胞／CD８陽性T細胞比率[*25]
③ナイーブT細胞数[*26]
④ナイーブT細胞／メモリーT細胞比率[*27]

＊24　T細胞数
T細胞は病原体から身体を防御するリンパ球の主要成分である。健常人の場合、T細胞の数は血液1マイクロリットル当たり1,200個前後ある。大まかにいえば、1ミリリットルの血液中には約100万個のT細胞があることになる。体重60キログラムの成人の血液は約4,000ミリリットル強なので、40億個以上のT細胞があることになる。

⑤[＊28] CD8陽性CD28陽性T細胞数

⑥[＊29] B細胞数

⑦[＊30] NK細胞数

⑧[＊31] T細胞増殖能力（係数）

　T細胞の働きを示す指標として、T細胞の増殖機能を選びました。

　これら指標の数値だけを並べても何を意味するかは不明です。簡単に人の免疫レベルがわかるような方法が望ましいのです。

　そこで健常人で得られたデータベースをもとにスコア化しました（177ページ上図表）。

　健常人のデータの累積度数で、10％未満をスコア1点、30％未満をスコア2点、40％以上であれば、3点と評価します。

　たとえば、血液中のT細胞数について見ると、健常人では1マイクロリットル（1000分の1ミリリットル）当たり1200個以上あれば3点、それより少なく700から1200個であれば2点、700個以下では1点と評価するわけです。

＊25　$CD4^+$T細胞/$CD8^+$T細胞比率
生体に感染したウイルスは2つの方法で処理される。一つは、B細胞の産生する抗体で、この産生にはヘルパーT細胞（$CD4^+$T細胞）が関与する。もう1つはキラーT細胞（$CD8^+$T細胞）による感染細胞の除去である。免疫機能が最も効率よく働くのは、これらの$CD4^+$T細胞と$CD8^+$T細胞のバランスが良いときである。

そうすると7項目の免疫マーカーに加えて、T細胞増殖能力を測定した場合の免疫力スコアの合計は8項目で8～24点に分布します。

スコア化で標準化された種類の異なる免疫マーカーや機能は、加算して一つの合計点として見ることができ、個々の人の免疫力のレベルがわかりやすくなります。スコアでレベルの高低はわかりますが、おおよその位置を知るために、次ページに示すようにさらにV～Iの5段階に分けます（下図表）。

たとえば、免疫力スコアの合計点が18（8項目スコアの場合）であれば、グレードⅢの要観察圏と評価します。これは、広い意味での生活習慣を中心に観察する必要があるという説明があります。

かなり個人差が出ることはふまえておく

健常人の免疫力を測定してみると、免疫力のスコアにはかなり個人差があることがわかります（179ページ 上図表）。また、年齢とともに、緩やかに低下することもわかります。

＊26　ナイーブT細胞数
今まで抗原と出会ったことのないT細胞のことをいう。細胞自体は休止している状態だが、病原体などの抗原に接すると眠りから覚めるわけである。新しい病原体が侵入した時、このナイーブT細胞の中から対応するクローンが選ばれ、一気に増える新人である。この細胞が多ければ、新しい種類の感染にも対応できる可能性が高く、免疫機能が高いことを意味する。

〔8項目の免疫マーカーなどを測定した免疫スコア〕

大事なポイント

多くのマーカーから下記を選択（独立な数値として選択：測定は誰でもできる）	測定値	スコア化
1）T細胞数/mm^3	800	2
2）$CD4^+$T細胞/$CD8^+$T細胞比率	2.32	3
3）ナイーブT細胞数（$CD4^+CD45RA^+$）	165	2
4）ナイーブT細胞／メモリーT細胞比率	0.58	2
5）$CD8^+CD28^+$T細胞数	180	2
6）B細胞数/mm^3	168	3
7）NK細胞数/mm^3（$CD56^+CD16^+$）	241	2
8）T細胞増殖係数	0.95	2

免疫力スコア（例）18／24

免疫力グレード Ⅲ／Ⅴ 要観察圏

免疫マーカー細胞や機能のデータの羅列からその意味を読みとることは難しい。各データをデータベースに基づき、3段階にスコア化をし、そのスコアを加算し、免疫力スコアとし、さらにグレード化することにより、免疫力を客観化する

〔免疫力スコアのグレード〕

		8項目スコア	7項目スコア	5項目スコア
Grade Ⅴ	十分高い	24	21	15
Grade Ⅳ	安全圏	23～21	20～18	14～13
Grade Ⅲ	要観察圏	20～17	17～14	12～10
Grade Ⅱ	要注意圏	16～13	13～10	9～7
Grade Ⅰ	危険圏	12～8	9～7	6～5

上表では8項目の免疫マーカーを選んで免疫力スコアを算出している。それに加えて、上の表の1）から7）の7項目を選んだ場合、あるいは1）から5）までの5項目を選んだ場合の免疫力スコアを算出することもできる。それぞれの免疫力スコアを上記の表のように、5段階にグレード化する。Grade Ⅱあるいはグ Grade Ⅲの場合は、何らかの方法で、免疫力の回復をはかることが望まれる。また、Grade Ⅰの場合には細菌のないクリーンルームに移動し、活性化T細胞移入のような急速な免疫機能回復が望まれる。

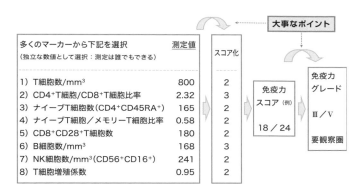

では、病気がある人の例として、がん患者ではどうでしょうか？

がん患者の血液を採取して免疫力を測定してみると、免疫力スコアは健常人に比べて明らかに低いことがわかります。健常人とがん患者の間で、このような明白な差が見られることは、がんの発生、進行の背景に免疫系の機能が深く関与していると考えてよいと思います。だからこそ、定期的に免疫力を把握しておく必要があるわけです。

がん、糖尿病、脳血管障害、腎不全などの患者さんで免疫力を測定してみると、明らかに免疫力が低下しています。次ページ下図表は①健常人、②糖尿病・高血圧・腎不全などの患者、③がん患者の免疫力グレードの分布です。約1万8000人弱のデータですが、ピークが①②③で少しずつずれていて、病気があると低いレベルになることがわかります。

グレードⅢの要観察圏が多い理由

ここで、強調したいことが一つあります。はっきりした病気がなくても、免疫

＊27　ナイーブT細胞／メモリーT細胞比率
メモリーT細胞は一度抗原と出会い、病原体の情報を記憶したT細胞のこと。同じ病原体が侵入した時にすばやく反応して、増殖して感染防御に当たる。前項で説明したナイーブT細胞とメモリーT細胞がバランスよく存在している時、免疫機能は最も効率よく働く。そのバランスを知る指標がこの細胞比である。

〔健常人とがん患者とのスコアとグレードの差〕

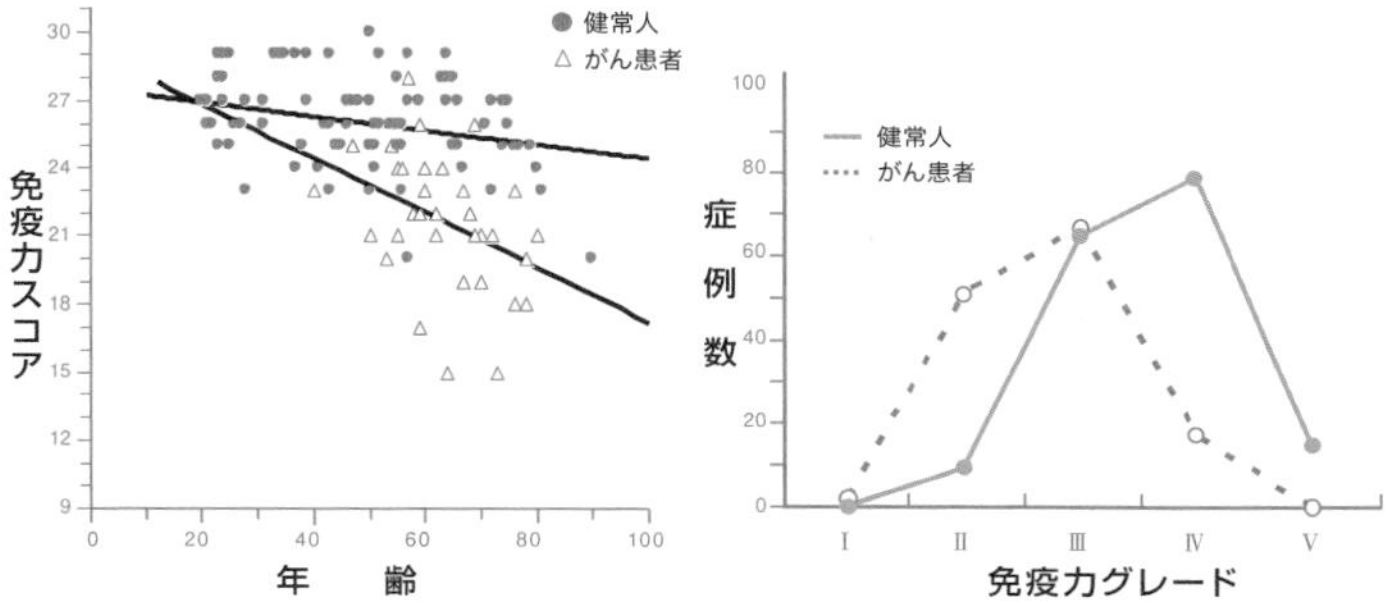

左の免疫力スコアで見ると、健常人に比べて、がん患者では明らかに低いほうに分布が偏る。免疫力グレードで見ると、その差は明瞭で、がん患者では健常人より低いところにピークがある。

〔免疫力グレード〕

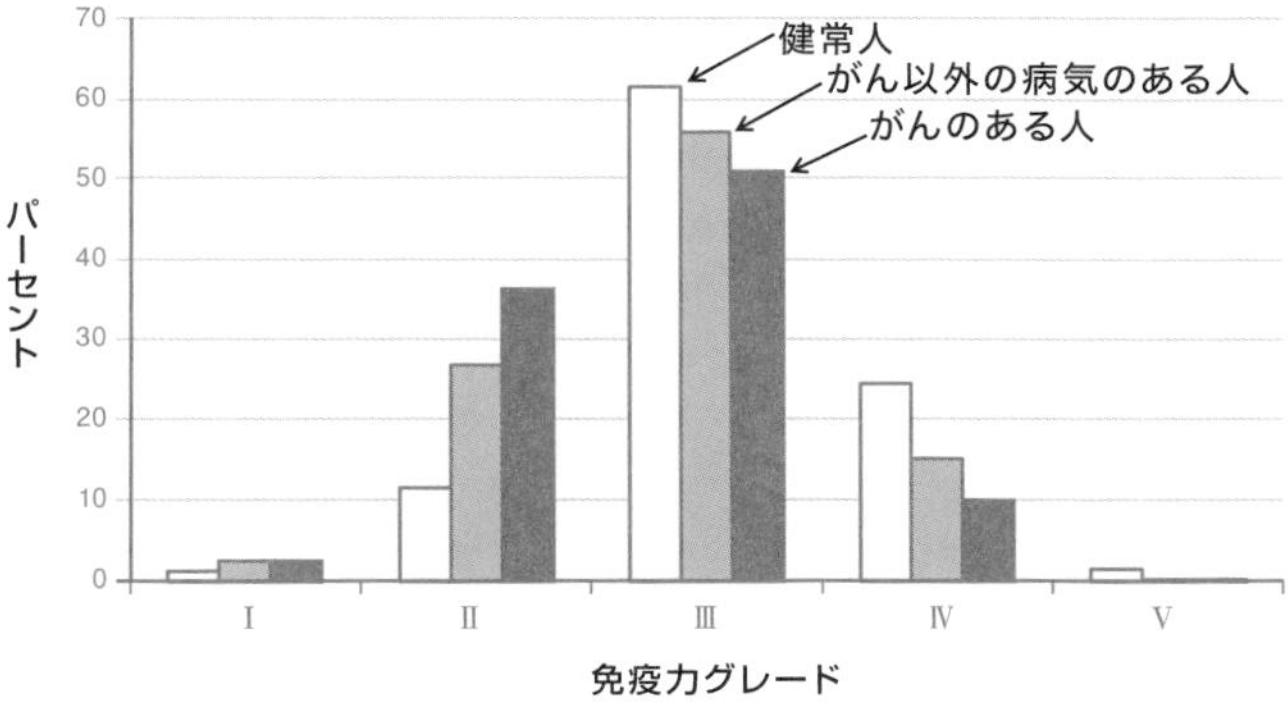

健常人（色なし：6,700 人）、病気あり：がんを除く（▒：5,700 人）、がん患者（■：5,500 人）。免疫力グレード I～Vの分布。いずれもグレードIIIにピークあり。
健常人では 2 番目のピークはグレードIVにあり。
病気があると、次のピークはグレードIIであるが、がん患者のほうが高い。
グレードVの免疫力の高い例は健常人のみに見られる。

力レベルで見ると、グレードⅢの要観察圏が多いということです。病気がなければ、Ⅳの安全圏以上にあっても良いと思います。

どうしてそうなるかというと、その**原因はストレス**です。病気がなくても、グレードⅢにあるほとんどの人たちは、ストレスが多い人たちです。あとでも事例で示しますが、ストレスを軽減する工夫をするだけで、グレードが上がる人が多いのです。

免疫機能を総合的に測定し、免疫力という一つの数字として把握し、からだの調子、生活習慣の見直しなどにつなげてほしいと思います。

免疫力年齢を推定する

8項目の中で加齢と相関関係が強いものがあります。それはT細胞の数とT細胞の増殖能力から算出したT細胞増殖係数です。

この係数を使うと年齢がある程度推測できることがわかりました。次ページの係数はリンパ球の増殖機能という潜在能力をもとに計算したものですから「免疫

＊28　$CD8^{+}CD28^{+}T$ 細胞数
この細胞は、$CD8^{+}T$ 細胞の仲間の一つで、加齢とともにその数が減少し、免疫系の老化程度を反映する都合のよいマーカーとなる。

〔免疫力年齢の加齢変化〕

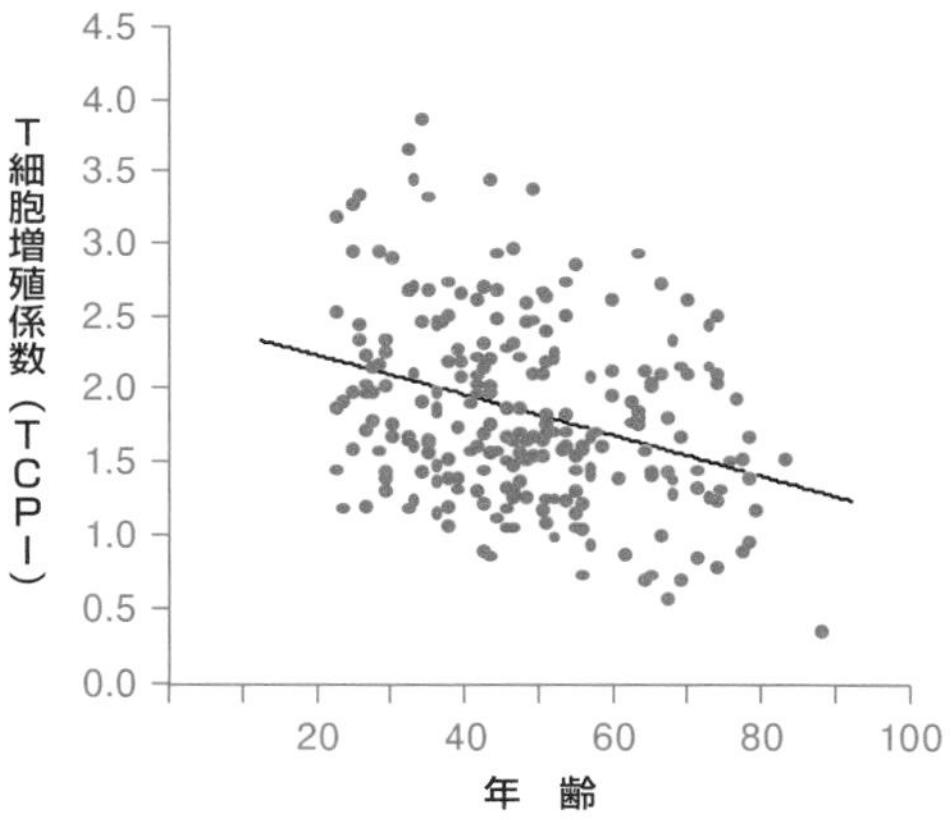

1）T細胞系の数と機能を反映するT細胞増殖係数という新しい概念を確立し、以下の式で算出する。
　T細胞増殖係数＝T細胞増殖能×（末梢血中T細胞数／1000）
2）T細胞増殖係数は加齢変化が明瞭で、統計的に有意な回帰直線
　T細胞増殖係数＝−0.0174×（年齢）＋2.5348 が得られる。
3）測定されたT細胞増殖係数を下記の式に代入して得られる値を免疫力年齢とした。
　免疫力年齢＝（2.5348−T細胞増殖係数）÷0.0174
4）免疫力年齢は個体全体の総合的免疫力を示す一つのスケールとして使える。

力年齢」と命名しました。免疫力年齢が実年齢とぴったり合う人もいれば、より高齢となる場合、より若齢となる場合などさまざまです。

がん、糖尿病や感染症の場合には、実年齢より高齢となる場合が多いのですが、大事なのは、継続的な測定をし、それを参考にして、生活習慣などの見直しをすることです。

CD8陽性CD28陽性T細胞は、若い人ではT細胞全体の25~30%程度ありますが、加齢とともに確実に減少する細胞集団です(次ページ　上図表)。その細胞の機能はウイルスやがん抗原で活性化すれば、ウイルス感染細胞やがん細胞を殺傷するキラー細胞となります。

この亜集団も年齢とともに減少するということから、逆にこの値から年齢を推定することが可能です。それをTリンパ球年齢と命名しました。このTリンパ球年齢を算出するCD8陽性CD28陽性T細胞数と先ほどの免疫力年齢を算出するT細胞増殖係数は相関性が高いことが、次ページ下図表を見るとわかります。

＊29　B細胞数
リンパ球の中でT細胞と並んで重要な細胞である。抗原に接すると刺激されて分裂増殖し、細菌、ウイルスを攻撃する抗体を産生する。多くの場合、抗体産生時にヘルパーT細胞の助けを必要とする。抗体は血液の血清部分に免疫グロブリンとして含まれ、体中のいたるところに達して、病原体を退治する。その働きは液性免疫と呼ばれる。このB細胞の数が多ければ、抗体の産生能力が高い可能性を意味し、液性免疫の機能も高いと考えられる。

〔Tリンパ球年齢〕

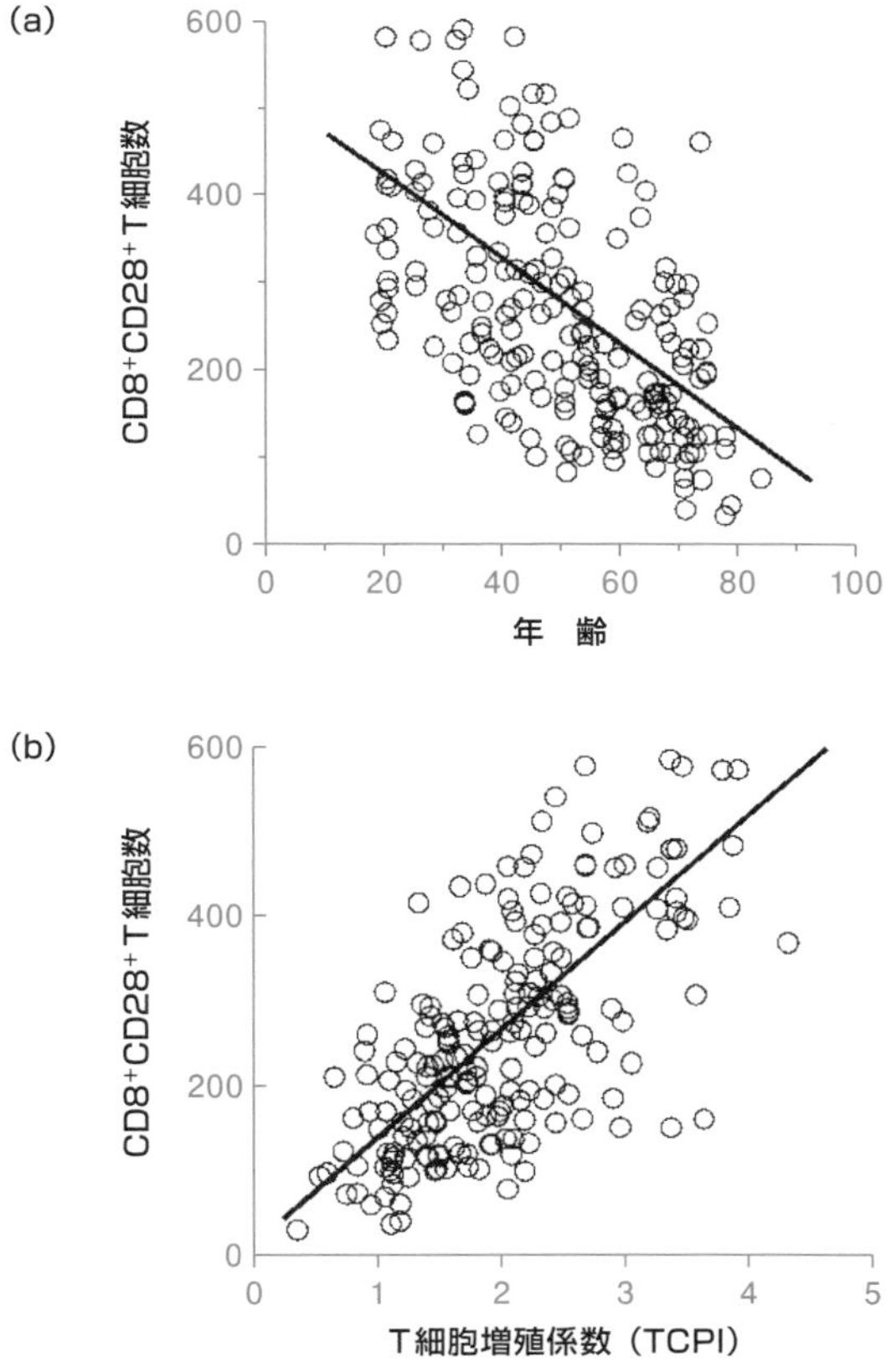

(a)$CD8^+CD28^+$T細胞の数は年齢とともに低下する。
即ち、血液中の $CD8^+CD28^+$T細胞数から、年齢を算定できる。これをTリンパ球年齢と名付けた。(b)は前述の免疫力年齢を算出したT細胞増殖係数（TCPI）と $CD8^+CD28^+$T細胞数の高い相関性を示す。即ち、前者から算出した免疫力年齢と後者から算出したTリンパ球年齢が、人の免疫力レベルを示すマーカーとして使えることがわかる。

2

事例紹介 免疫力測定で生活習慣を見直す

では、実際にこの免疫力を測定し、どう生活を見直したのか、4人のケースを紹介したいと思います。

事例1 趣味の時間で免疫力向上

まずは、53歳の主婦Aさんの例を見てみましょう。（**事例1**）

Aさんは、夫と2人の子どもに献身的に尽くす毎日でした。自分の時間は奪われ、まさに家事と育児の時間に追われる日々でした。風邪などに対抗するナチュラルキラー細胞（NK細胞）などの数値はけっして悪くなかったのですが、ナイー

〔事例1　53歳の主婦Aさん〕

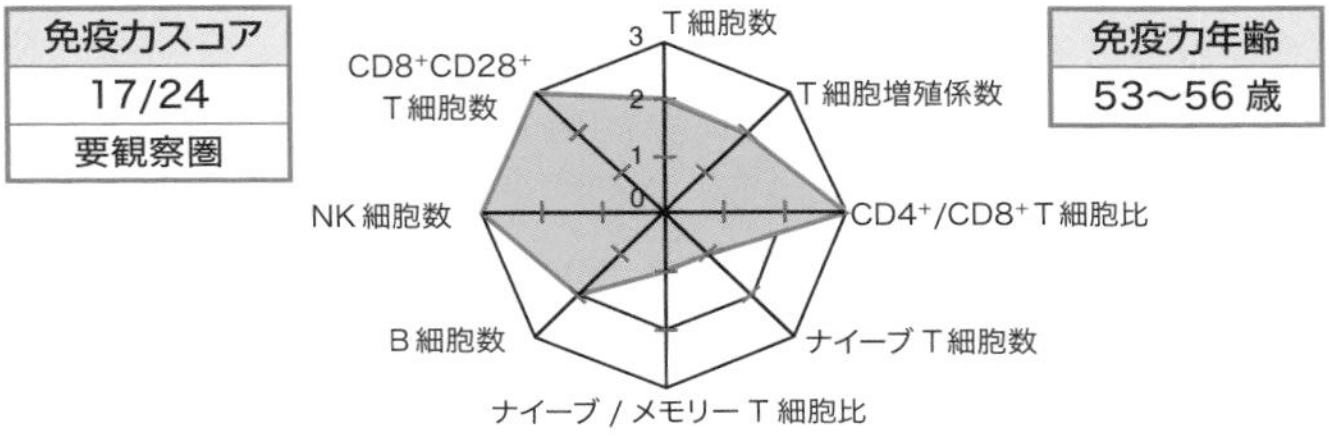

10カ月

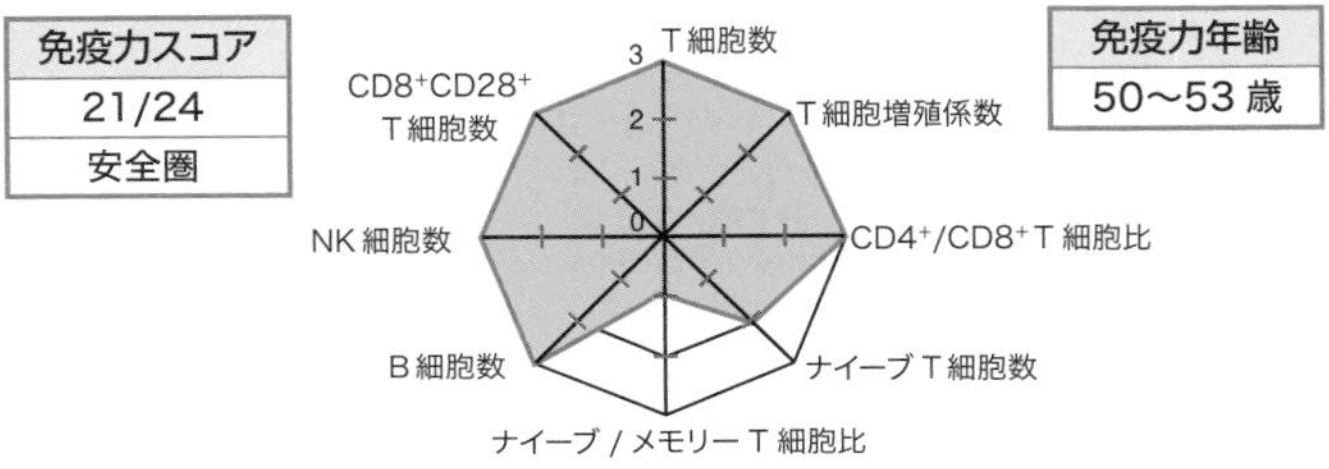

＊30　NK細胞数

CD8T細胞（キラーT細胞）は、一度出会ったことのあるウイルスが感染した細胞に特異的に殺傷作用を示すが、NK細胞は一度も出会ったことのない抗原を含めて広範囲に殺傷作用を示す働きがあるリンパ球の一種である。CD8T細胞と同じように、病原体に感染した細胞を丸ごと処理する。血液中のリンパ球のうち70～80％がT細胞、10～20％がB細胞、5～10％がNK細胞である。NK細胞が多い人は風邪などひきにくいといわれる。しかし、数だけ見ると、加齢とともに徐々に増えるのが特徴である。働きは液性免疫と呼ばれる。このB細胞の数が多ければ、抗体の産生能力が高い可能性を意味し、液性免疫の機能も高いと考えられる。

ブT細胞数やナイーブT細胞／メモリーT細胞比率は極端に低い数値でした。スコアは24点満点中17点で、免疫力年齢は実年齢より若干老けた54歳の「要観察圏」と評価しました。

漢方薬などは服用せず、生活習慣を見直すことで、改善を目指しました。まずは、人に合わせるのではなく、自分のペースで過ごせる時間を持つことを指導しました。趣味は、演劇鑑賞ということでしたので、1カ月に1度はTVや雑談などを含めて自分の趣味に時間を割くことをアドバイスしたわけです。そんな生活を続けてもらい、10カ月後にAさんの免疫力を再度測定しました。スコアは21点に改善、免疫力年齢も50～53歳と若返りました。評価も「安全圏」とまずまずです（前ページ）。

免疫機能の中で顕著に数値が改善したのは、T細胞数、T細胞増殖係数、B細胞数です。時間に追われる毎日から1カ月に1度でもゆったりと自分の楽しめる時間を持つことで免疫力を向上させることがわかります。**ストレス解放が大きかったのかもしれません。**

＊31　T細胞増殖能力
病原体が侵入した時のT細胞の増殖能力のこと。T細胞は、マクロファージなど自然免疫系の細胞から病原体の情報（抗原提示）を受け取ると、分裂増殖して、抗原である細菌、ウイルスに立ち向かう仲間が爆発的に増加する。増殖能力が高ければ、感染源に直接立ち向かうT細胞が多くなり、B細胞の感染源に対する抗体産生を助けるヘルパーT細胞も増え、感染に対する防御能率が高いことを示す。

事例2　漢方薬服用で改善（補中益気湯）

次に66歳の男性弁理士のBさんです。（事例2）

仕事はばりばりこなし、バイタリティにあふれ業績も順調で、収入も安定しています。なにより仕事好きで、やや働き過ぎの傾向がありました。スポーツジムでの運動も好きで毎朝600メートルの水泳も行うほどで、からだは疲労しているのにそれに気づいていないようでした。

免疫力を測定してみたところB細胞数は極端に低く、NK細胞数、T細胞数、T細胞増殖係数、CD4／CD8細胞比、ナイーブT細胞数の数値も低かったのです。唯一高かったのはナイーブ／メモリーT細胞比でした。判定は24点中16点の「要観察圏」、免疫力年齢は72～75歳と評価されました。

これには本人もショックだったようです。

＊31　T細胞増殖係数
リンパ球を取り出し、病原体を認識する受容体（T細胞レセプター：TCR）に対する抗体（抗CD3抗体）で刺激し3日間培養し、その増え具合からT細胞の増殖係数を測定する。

十分な運動もし、人一倍体力があると自負していたわけですが、本人の意向も聞いたうえで漢方薬を服用することを決めました。「補中益気湯《ほちゅうえっきとう》（ＴＪ41）」という漢方薬です。漢方では身体虚弱、病気や過労などで疲労困憊した時に用いるものです。免疫学的に見ると、**病気や過労で疲労困憊した状態とは、ストレスで免疫力が低下した状態に相当します**。

Ｂさんの場合には、服用４カ月後には、大半の数値は改善し、ＮＫ細胞数、Ｔ細胞数、ＣＤ４／ＣＤ８細胞比、ナイーブＴ細胞数は非常によい状態に回復しました。21／24となり、「安全圏」になりました。免疫力年齢も年相応の63～66歳と判定されました。

Ｂさんは、これでは飽き足らず、さらに漢方薬を飲み続け、服用を始めてから７カ月後には、免疫力スコアの指標すべてで良好となり、満点となりました。免疫機能は十分に高い状態です。免疫力年齢はなんと54～57歳まで若返ったのです（次ページ）。

〔事例2　66 歳の男性 B さん〕

服用前

免疫力スコア
16/24
要注意圏

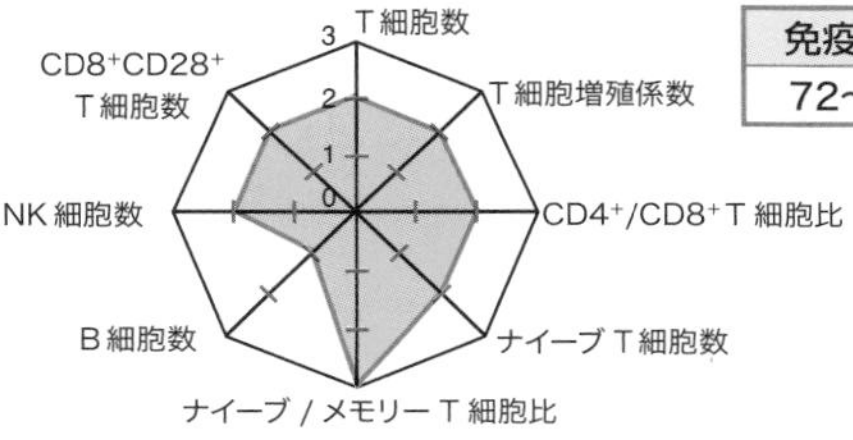

免疫力年齢
72～75 歳

補中益気湯
服用 4 カ月後

免疫力スコア
21/24
安全圏

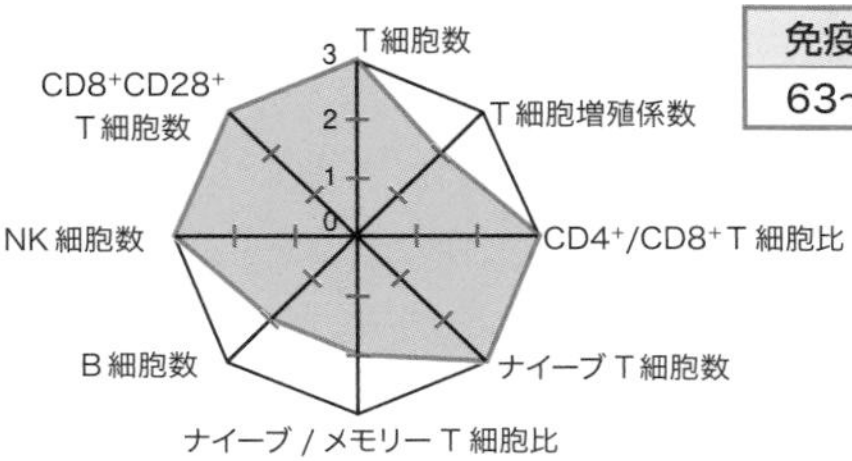

免疫力年齢
63～66 歳

補中益気湯
服用 7 カ月後

免疫力スコア
24/24
十分高い

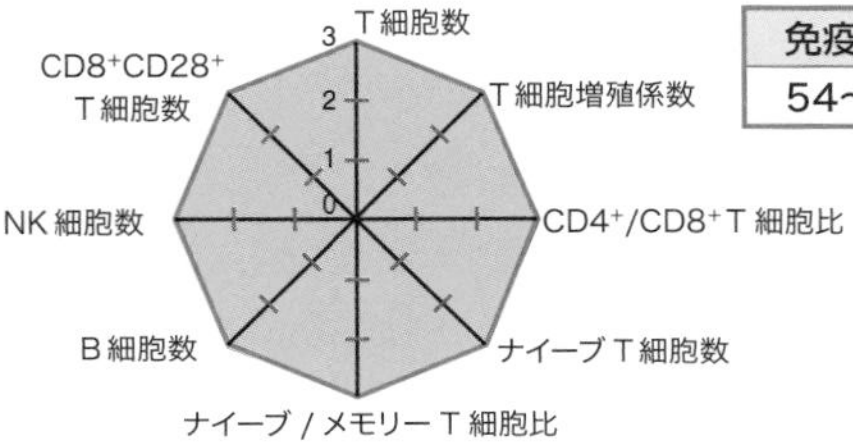

免疫力年齢
54～57 歳

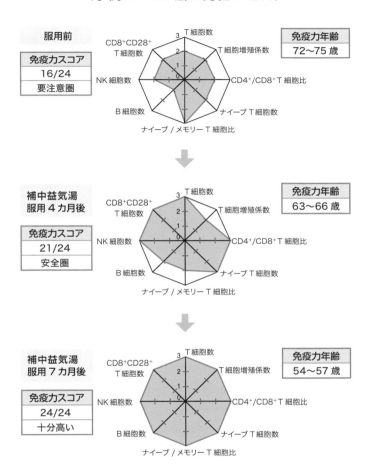

事例3 別な漢方薬服用で改善（十全大浦湯）

48歳の男性Cさんの例です。**（事例3）**

Cさんは、ある会社の部長です。小食でやせた体格の方でした。最初の免疫力測定ではT細胞数、T細胞増殖係数は高かったのですが、それ以外は低い数値で、免疫力スコアは19／24でした。それでBさんと同じ漢方薬の「補中益気湯」を3カ月間服用しましたが、免疫力の測定はやや低下し、17／24になりました。さらに3カ月服用しましたが、免疫力はさらに低下し、16／24となりました。

そこで、「補中益気湯（TJ41）」を止め、「十全大補湯《じゅうぜんたいほとう》（TJ48）」に替えました。この漢方薬も病後の体力低下、倦怠感が顕著な時に用いるものです。その後、続けて3カ月服用した結果、20／24にまで、回復しました。

この場合は漢方薬ですが、**一般的には薬剤等の効力は人によって異なる**ということです。

Bさんに効いたものがCさんに効くとは限らないのです（次ページ）。

〔事例3　48歳の男性Cさん〕

服用前

免疫力スコア
19/24
要観察圏

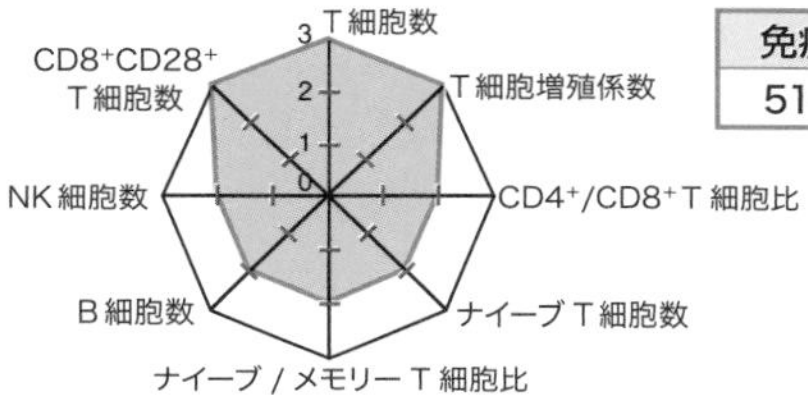

免疫力年齢
51〜54歳

3カ月

補中益気湯
服用3カ月後

免疫力スコア
17/24
要観察圏

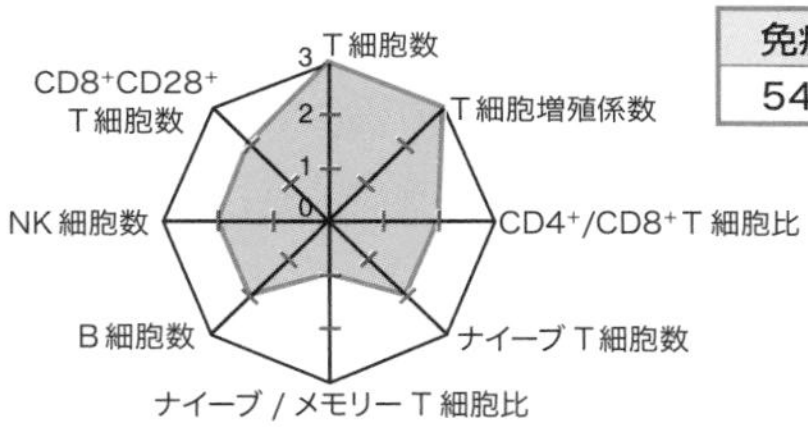

免疫力年齢
54〜57歳

3カ月

補中益気湯
服用6カ月後

免疫力スコア
16/24
要注意圏

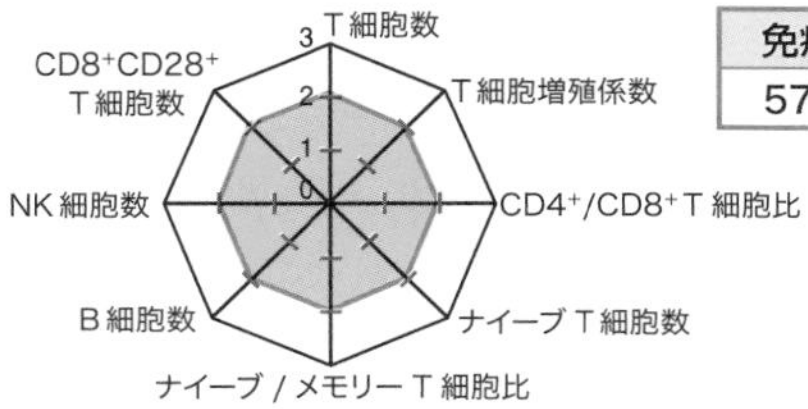

免疫力年齢
57〜60歳

3カ月

十全大補湯
服用3カ月後

免疫力スコア
20/24
要観察圏

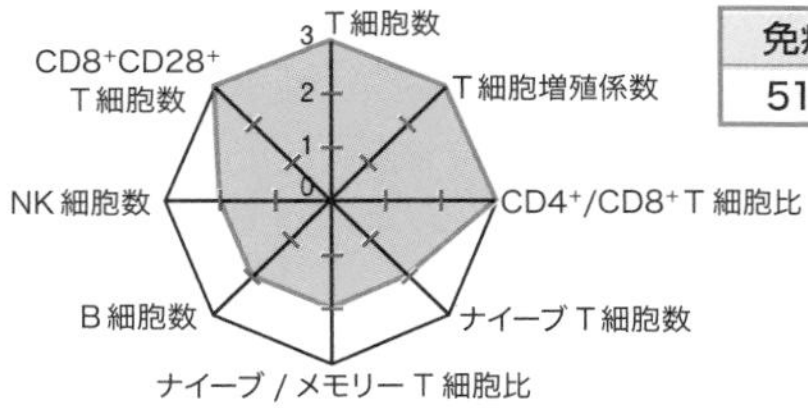

免疫力年齢
51〜54歳

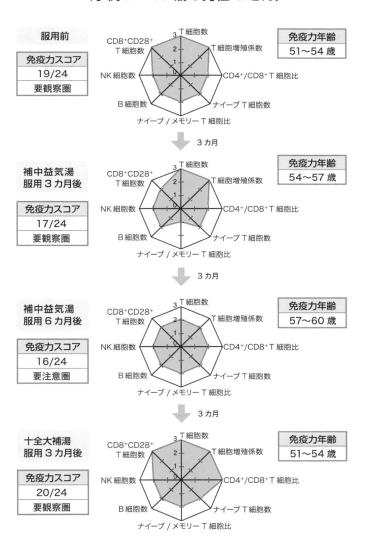

事例4　自己の免疫細胞を培養下で増やしてから注射

自分のリンパ球を取り出し、特殊条件下で培養すると1000倍以上に増殖させることができます。

主体はT細胞です。

このT細胞をからだの中に戻して、がんを治療しようとするのが、LAK療法で、免疫療法として、20年以上も使われてきました。

がん治療については、期待した効果は上げられませんが、**低下した免疫力を回復させる効果が期待できます**。

78歳の女性Dさんの例を見てみましょう。（**事例4**）

Dさんは肺がん患者で手術適応はなく、化学療法で抑えているので、免疫力は低下していました。そこで、自らのT細胞を培養して戻す活性化T細胞点滴を実施して、免疫力を上げる治療をしました。

最初の免疫力測定では、ＮＫ細胞数以外、軒並み数値はよくありません。スコアも10／24で「危険圏」です。がんではなく、感染症によって死亡する可能性が高い数値です。免疫力年齢も84～87歳でした。

そこで3回活性化Ｔ細胞点滴を実施、その2週間後に再び免疫力を測定しました。Ｔ細胞数はもちろんですが、Ｔ細胞増殖係数が顕著に向上しました。13／24で数値も上がり、免疫力年齢も78～81歳になりました。

そして、さらにもう1回点滴し、その2週間後再度測定したところ、今まで変化がなかったＢ細胞数も増えてきたのです。

細胞性免疫の主役であるＴ細胞が活発になったことで、その司令下にある液性免疫の主役であるＢ細胞も増えたことを意味します。免疫力スコアも15／24と上がり、免疫力年齢も75～78歳に若返りました。

実際に自覚する体調も回復し、明らかに治療効果が上がったことがわかります（次ページ）。

この治療の狙いは、がんを完全に退治することではありません。

先ほども触れましたが、**免疫力を上げることで、ストレス対抗力を改善し、感染症による死を防ぐ狙いがあるものです**。

当然、免疫力の向上でがん細胞をある程度抑えることも見逃せないと思います。

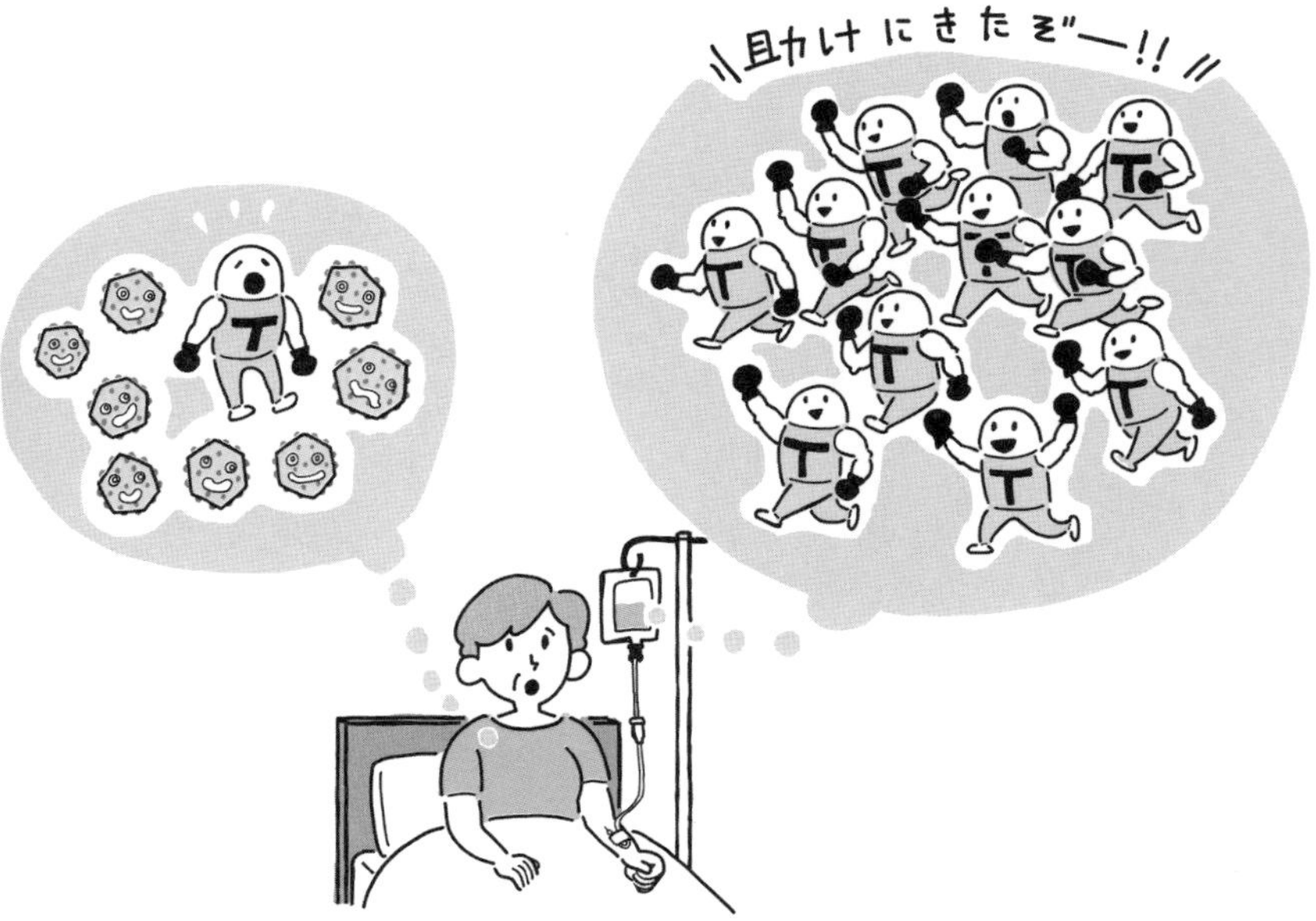

活性化T細胞点滴による免疫力の回復。

〔事例4　78歳の女性Dさん〕

点滴前

免疫力スコア
10/24
危険圏

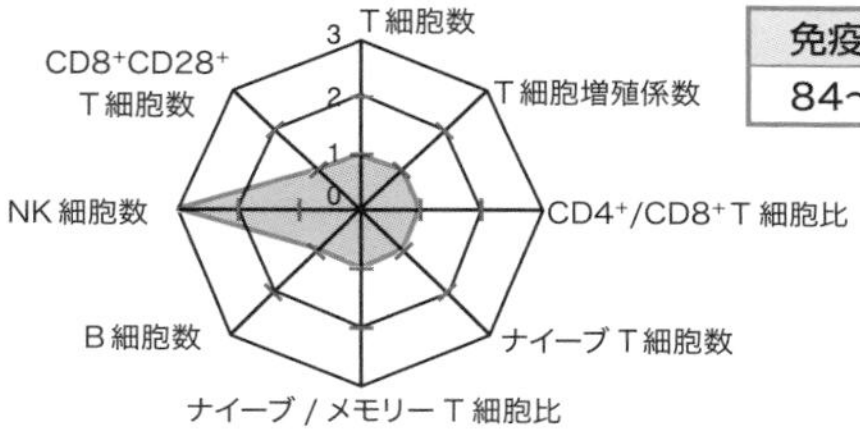

免疫力年齢
84〜87歳

2週間

3回点滴後

免疫力スコア
13/24
要注意圏

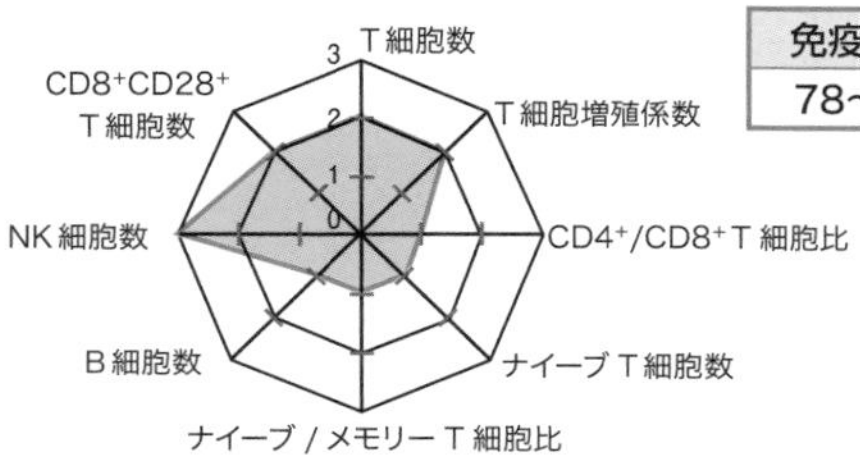

免疫力年齢
78〜81歳

2週間

4回点滴後

免疫力スコア
15/24
十分高い

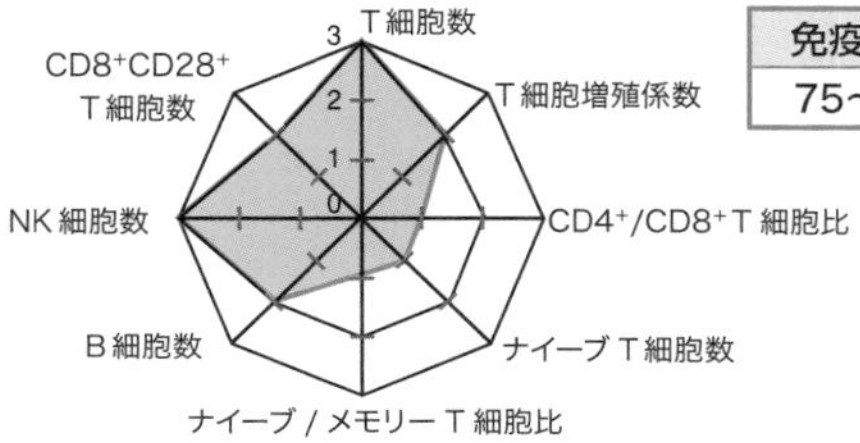

免疫力年齢
75〜78歳

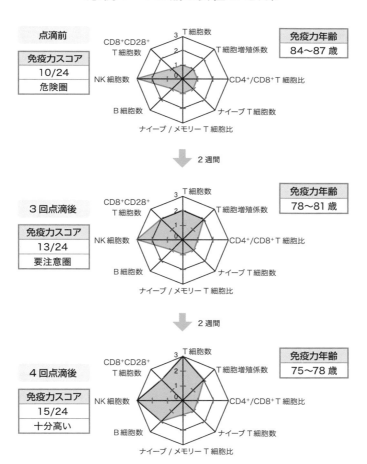

3 免疫力を知って人生に後悔しない

百寿者の健康と免疫力

日本には100歳を超えた高齢者（百寿者）が2018年で7万人を超えています。日本の総人口1億2500万人の中の7万人といえば、1万人当たり6人超となります。

しかし、90歳以上の人口を見ると、その数は2018年で230万人を超えています。この230万人の人たちが、10年長生きすると100歳に達することになりますが、その割合はかなり減ることになりますが、2018年の百寿者の数よりは多いと予想されます。しかし、90歳を過ぎた人は何らかの病気で亡くなることが多いのです。

このデータからわかることは**90歳を過ぎると死亡率が急激に高まっていく**ことです。90歳代までは達することができますが、その後、100歳に到達するのは大変なのです。その間に、多くの人が何らかの病気で亡くなってしまうわけです。

では**90歳と100歳の違いは何でしょうか。その鍵は「免疫力」です。**

実際に私たちが調べた調査では、90歳を過ぎるとお年寄りの免疫力はかなり低下している場合が多いことがわかりました。

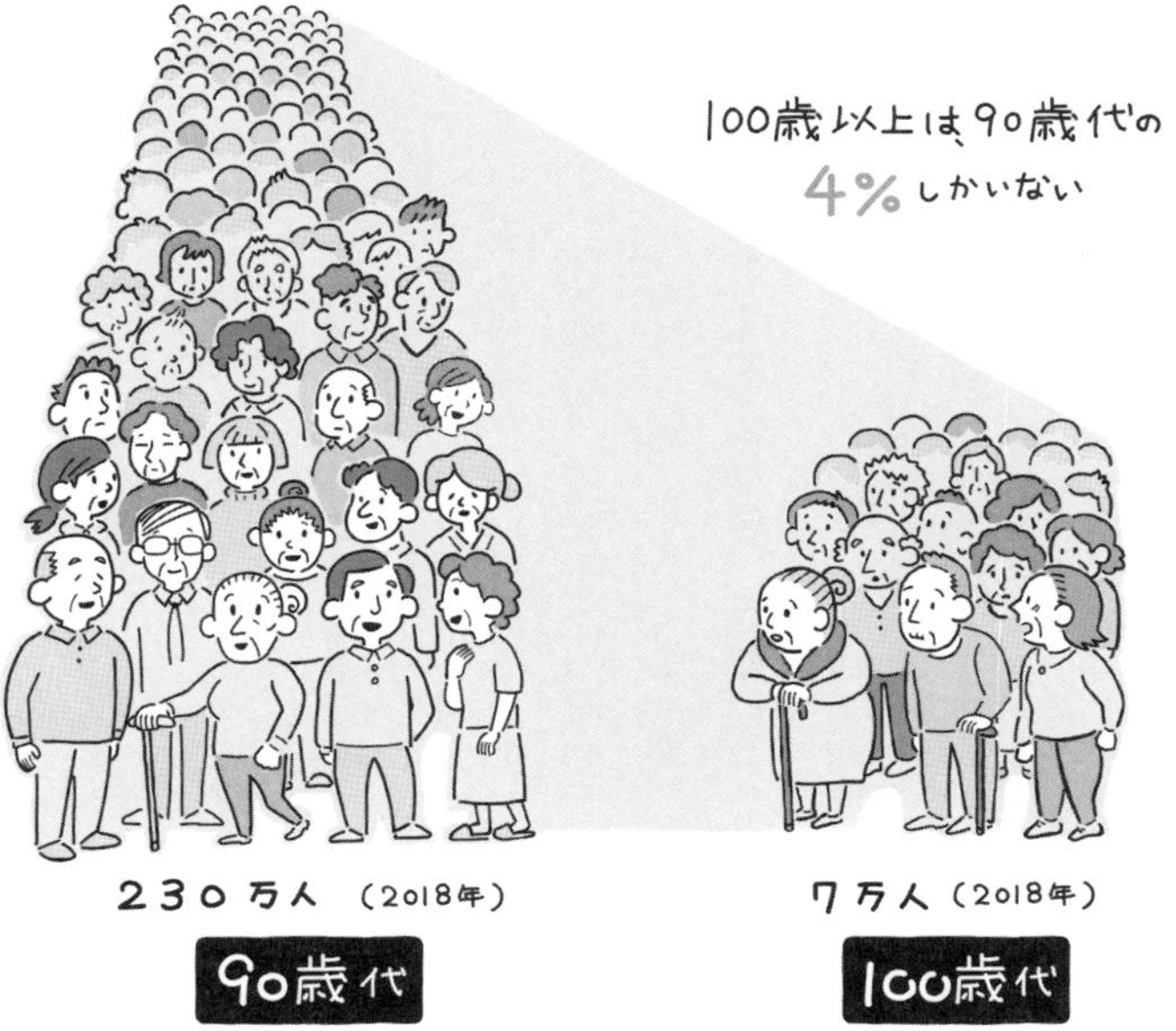

90歳に達した95%以上のヒトが100歳代に到達できないのは、免疫力低下のため。

やはり、免疫力が人の健康の維持、長寿に重要なのです。90歳まで生きれば、天寿を全うし、家族も含めて、もういいだろうと思う人も多いと思います。しかし、免疫力を維持すれば、90歳過ぎても元気で生きられる可能性が高くなるのです。

健康で長生きする、健康寿命を上げるために、これからできることはまずは自分の免疫力を把握することです。それで免疫力を測定し、免疫力が低下する傾向にあれば、それが**低下しないように、早めに手を打つこと**です。生活習慣病があれば、生活習慣を見直すことです。食事に偏りがあれば改善し、運動不足の傾向があれば無理なく徐々に運動の強度を上げるような指導を受けることなども必要になってきます。そして大事なことは**ストレスを解消するような趣味、活動、スポーツなど**を考えることです。

この改善法は、**人によって異なるものです。他人のまねをしても同じ効果は得られないことは頭に入れておいてほしい**と思います。

多くの人にとって、現役で働けるのは60歳まででしょう。90歳まで生きることになると、定年後の生活設計を考え直さなければならなくなります。つまり、大学を22～24歳くらいで卒業し、それから36～38年働いて60～70歳で定年退職するわけですが、60歳時点の平均余命は男性で約24年近くあります。つまり、84歳まで生きられる可能性が高いのです。

「ちょっと待って」とおっしゃる方もいるでしょう。男性の寿命は81歳ではなかったかと。この81歳は平均寿命で、生まれたばかりの0歳の赤ちゃんが生きられる寿命です。84歳は60歳の時点の余命寿命なのです。60歳に到達した人があと何年生きられるかという統計的予測値（厚生労働省「令和元年　簡易生命表」）なのです。

女性の場合はさらに長生きで余命が約27年、89歳まで寿命があるわけです。60歳まで生きられれば、90歳は十分に到達可能の年齢になるわけです。

定年まで生きた人にとって、その後の20～30年という長さは単なる余生では済まされない期間です。経済的な意味を含めて人生設計をしっかり立てていくことがきわめて大事なことになります。社会貢献をするのに十分な時間があるわけです。

自分が病気になる背景を知る

こうした免疫力を測定して感じることは**食事、運動、嗜好品などの毎日の生活習慣を変えることにより、かなりの程度、調節可能**であるということです。免疫力が高い場合には、それを維持するように努め、低ければ免疫力を高めるように努めればいいのです。

いま、見てきたように**漢方薬やサプリメントの中には免疫力を高めるものがあり、人によってはかなりの効果が期待できます**。そうして免疫力をある程度のレベルで維持していれば、年を取っても高いＱＯＬを維持することも可能です。また、万一、病気が起こった時にすばやい対処が可能となります。すでに、何かの病気にかかっている時も、免疫力を測定し、自分の数値を知ることで、安心して治療を継続することができます。

日本人が罹患する代表的な病気には、糖尿病、高血圧症、動脈硬化症などがあります。これは食生活、喫煙、飲酒、ストレスなどの生活習慣が病気の発症に深く影響します。「生活習慣病」と呼ばれているものです。

そして２００８年４月から特定健診・特定保健指導というのが全国の市町村国保や健保組合などで始まったことは先に述べたとおりです。今述べた糖尿病、高血圧症、動脈硬化症など生活習慣病になりやすいとされるメタボリックシンドローム（内臓脂肪症候群）の診断を早めにし、保健指導を実施して、生活習慣病予防を図ろうという施策です。今年度、厚生労働省はメタボリックシンドローム改善で保険料を減額す

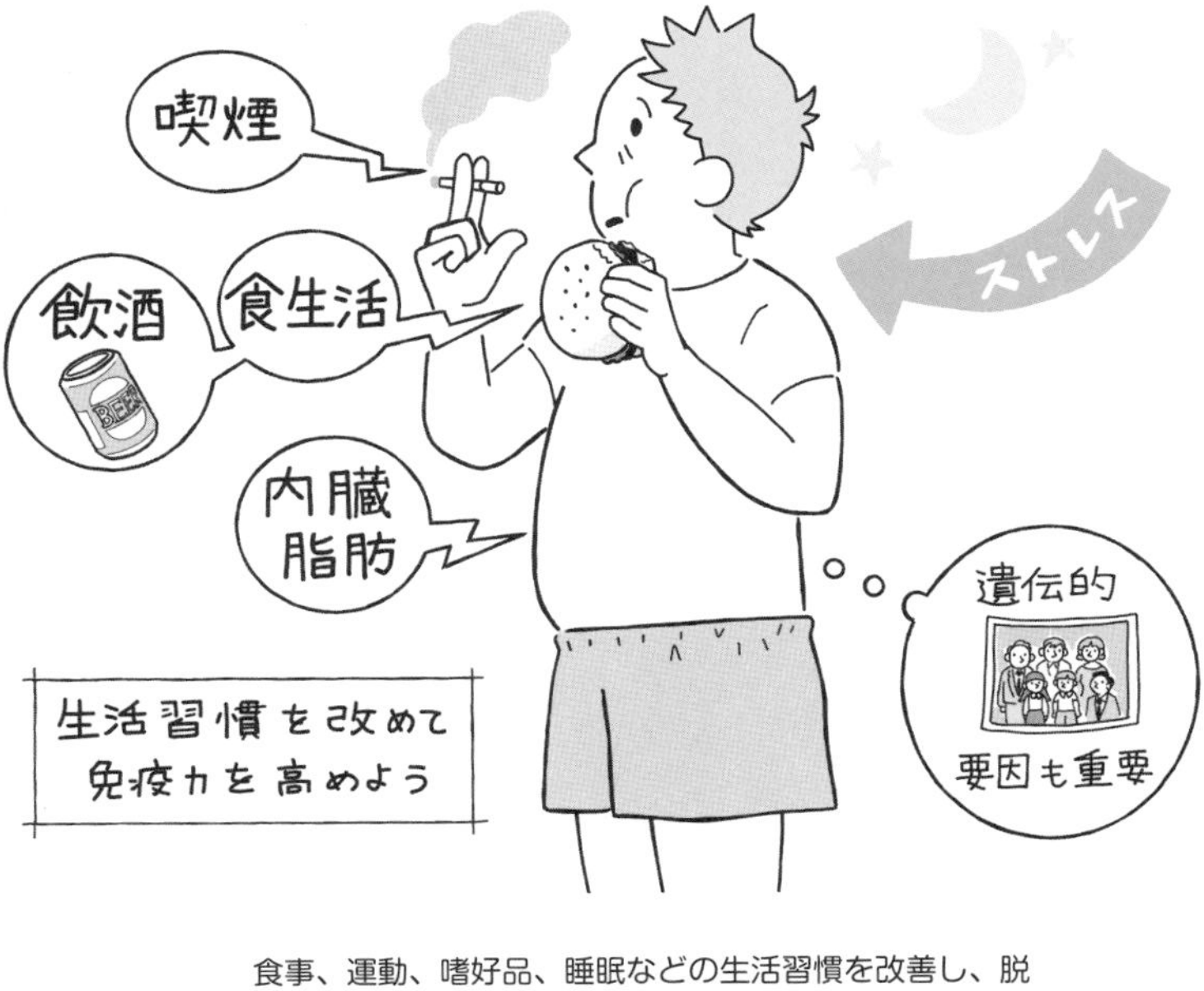
喫煙
飲酒
食生活
BEER
ストレス
内臓脂肪
遺伝的要因も重要
生活習慣を改めて免疫力を高めよう

食事、運動、嗜好品、睡眠などの生活習慣を改善し、脱ストレスを図り、免疫力アップを目指す。

ることを考えています。

ご存じのとおり、メタボリックシンドロームというのは、男性の腹囲（へそ周り）85センチメートル以上、女性は90センチメートル以上（腹囲が前記の数値に達しなくても高度肥満は含まれる）に加え、血糖値、高脂血症、高血圧の異常数値が一つでもある人のことをいいます。

内臓に脂肪が付着した人は、生活習慣病になりやすいことから、ウエストサイズの測定が必須となっています。この施策の効果は定かではありませんが、少なくとも自分の健康や生活習慣を考える機会にはなると思います。

ただ、病気の発症は生活習慣だけでは片づけられません。生活習慣が同じでも糖尿病になりやすい人となりにくい人、また高血圧になりやすい人となりにくい人がいます。同じものを食べていても太りやすい人、太れない人がいます。それらはみな「体質」といわれていますが、「遺伝子」により決められている側面も見逃せません。

遺伝子で決まることが多い

遺伝子が病気のかかりやすさや発病のしやすさを決めているのです。病気の種類により遺伝子の関与が大きいものと少ないものがあります。どんな遺伝子かまだわからないことだらけですが、生活習慣病も遺伝子の関与が大きいといわれます。その解明に期待されるのが、ＳＮＰ（スニップ＝Single Nucleotide Polymorphism：１塩基多型）の解析です。

４つの暗号（塩基）が連なるＤＮＡ（ゲノム）上で、塩基１つの違いによる個人差があります。これがＳＮＰです。数百塩基に１カ所はあり、ヒトゲノム全体では、もうすでに１０００万個の報告があります。

このＳＮＰの解析が進めば、いろいろな病気になりやすい人、なりにくい人が予測できるようになると期待されています。また、薬の効きやすさ、副作用の出やすさなどがすでに、臨床現場で実用化されようとしています。遺伝子情報をもとにしたオーダーメイド医療が身近になる時代はもうそこまできているのです。

がん細胞傷害作用を妨害する機構

次のようなストーリーがよく語られます。「がんの芽は頻繁に出るのだが、免疫系がそれを察知して、芽のうちにつんでしまう。しかし、免疫系の能力が加齢とともに低下すると、がんの芽は免疫系の処理を免れて、さらに大きくなり、臨床的ながんとして認識されるようになる」。

このストーリーは十分にありそうなことですが、状況証拠だけで、エビデンスは十分ではありません。はっきりしていることは、免疫系ががん細胞を障害・処理する能力を持ち、それにはＮＫ細胞とキラーＴ細胞が働きます。

がん細胞は遺伝子異常で発生しますが、自己のマーカーであるＭＨＣタンパクを細胞表面に持つものはキラーＴ細胞の攻撃対象となり、ＭＨＣタンパクを持たないがんはＮＫ細胞の攻撃対象になります。

しかし、生体内にはがんに対する免疫系の傷害作用を妨害する機構が少なくとも3つあり、がんが生き延びるチャンスが大きいのです。

第一は抑制性Ｔ細胞（Treg）で、細胞表面にＣＤ４、ＣＤ25、Ｆｏｘｐ３という3つのマーカーを持ちます。働きとして、自己の細胞を攻撃するＴ細胞の働きを抑制します。つまり、自己免疫疾患の発症を抑えるので、これはからだにはすごく良いことです。しかし、一方でがんを攻撃するキラー

T細胞の作用も抑制することが明らかになっています。

言い換えると、抑制性T細胞の働きを強めれば、自己免疫疾患の治療には役立つものの、がんの場合には、キラーT細胞による働きを弱めるので、がんは生き残るチャンスが増加することになります。

第二はキラーT細胞のがん細胞への働きを抑制する別の機構です。これは活性化T細胞膜表面には発現されるPD1プロテインの発見から始まります。

これはProgrammed death 1を略したもので、T細胞の細胞死誘導時に発現される遺伝子として認識されました。しかし、このPD1が活性化すると、キラーT細胞機能を抑制することが、その後、わかってきたのです。

T細胞がキラーT細胞として働くステップを以下に簡単に書きます。①樹状細胞による腫瘍細胞の発現する腫瘍抗原の認識。②樹状細胞によるT細胞への腫瘍抗原の提示とキラーT細胞の活性化。③キラーT細胞の腫瘍細胞への結合。④キラーT細胞からの細胞毒の放出による腫瘍細胞傷害。

このように書きますと、がん細胞などは直ちに除去されそうに見えます。しかし、このキラーT細胞の活性化は一方的なものではなく、抑制する働きもあり、その抑制を担うのが、キラーT細胞が持つPD1タンパクなのです。

腫瘍細胞や腫瘍の微小環境にはキラーT細胞のPD1を活性化するタンパクがあり、それがPDL1と呼ばれています。PD1

が活性化するとキラーT細胞の腫瘍細胞を障害する機能が抑えられます。免疫機能が加齢とともに低下することはすでに述べましたが、このキラーT細胞の腫瘍細胞傷害機能とそれを抑制する働きのバランスも加齢変化し、加齢とともに抑制優位となり、がんの発症が増加すると考えられます。

　そこで、このＰＤ１とＰＤＬ１の結合を単クローン抗体で阻害すると、キラーT細胞によるがん細胞への働きが復活します。このＰＤＬ１の腫瘍環境における発現は症例により異なり、発現ががん組織にあれば、単クローン抗体（たとえばオプジーボ）の投与は、臨床的にきわめて効果的なことがすでに多数報告されています。

　第三は樹状細胞から腫瘍抗原の提示を受けて活性化したT細胞表面に発現するCTLA-4という表面タンパクです。このCTLA-4が樹状細胞のCD80/86という分子に結合されますと、キラーT細胞の活性化が抑制され、腫瘍傷害作用も低下します。免疫チェックポイント阻害薬の抗CTLA-4抗体は、CTLA-4に結合することでCD80/86との結合を阻害し、T細胞活性化を増強・持続させます。これにより、活性化した抗腫瘍T細胞が誘導されます。

　免疫系によるがん細胞の始末の仕方ひとつを見ても、その働きは一方的なものではなく、プラス方向とマイナス方向の異なるベクトルのバランスの上にあることがわかります。

おわりに

ヒトのからだには、生体防御系があり、それが感染やがんにならないように重要な働きをしていることは、古くから想定されていました。その生体防御系がリンパ球を主役とする免疫系であることがわかったのは１９６０年代ですから、まだ60年も経っていません。

その免疫系の重要性は半世紀以上の間、感染だけでなく、がんの発生・進展に加え、最近では動脈硬化にも関連することがわかってきました。

そして、そこに起こってきたのが、２０２０年の年頭から始まった新型コロナウイルス感染症の世界的流行です。ウイルスに対しては、細菌に著効を示す抗菌剤・抗生物質はありません。あるのは免疫系の働きであり、それを働かすワクチンなのです。

ところが、この免疫系の働きが思春期をピークとして加齢とともに機能低下するのです。そのために、新型コロナ感染症でも、死亡するのは圧倒的に高齢者が多いのです。

この免疫系の加齢変化はかなり個人差があります。年を取っても機能低下が少ない人もいる一方、若い人でも低下している人がいます。生活習慣に問題があり、恒常的なストレスにさらされている方は免疫機能が低下しやすいのです。そんな方が新型コロナウイルスに感染すれば、重症になることも十分にあります。

一つの問題は、免疫機能の重要性は知っていても、**ご自分の免疫機能のレベルがどの程度なのか知らない人が大部分**だということです。本書では、免疫の仕組みについて概説するとともに、その免疫機能のレベルを測定する一つの方法を紹介しました。

そして、その免疫機能のレベルを改善する方法があることも書きました。その一つは、食事、運動、睡眠、こころの問題に絡む生活習慣にあることを説明しました。**からだに関する習慣を変えることは、体重減少一つとっても容易ではない**ことは皆知るところです。しかし、免疫機能のレベルを改善するためには少しずつやるしかないのです。

この本は2008年8月に出版した『病気に強くなる 免疫力アップの生活術』を大幅に改訂した体裁になっていますが、それには森田薬品工業株式会社様のご協力がなければできませんでした。とくに指先からの微量採血法の開発には大変助けられました。

なお、この本で使われた免疫力の測定データの大部分は宇津山正典氏（健康ライフサイエンス部長）によるもので、ここに深く感謝いたします。また、執筆中に応援し、協力を惜しまなかった、妻と娘にこころから感謝いたします。

皆様のご健闘を祈念して、おわりのことばにいたします。

2021年8月

著者

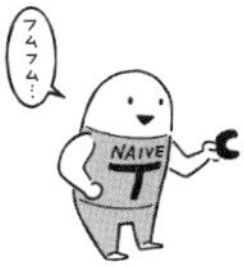

用語索引

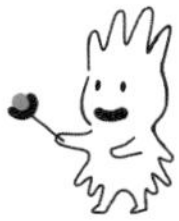

してみてください。

人生 100 歳時代です、快適な生活をおくるために、焦らずに努力しましょう。

●免疫力判定後はどう対処したらいいですか

免疫力判定の結果が要観察圏、あるいはもう少し低く、要注意圏の場合、原因として以下の可能性があります。

1）ご本人が気づいていない疾病があるかもしれません。たとえば、糖尿病、肝機能異常、腎機能異常、あるいはまれにがんが見つかる場合もあります。人間ドックなどで、精査する必要があります。

2）一番多いのは、特別な疾病はなく、ストレスの多い環境に置かれている場合です。職場、家庭における人間関係がストレス源となっていることが多いようです。ストレス源を避けることができない場合が多く、その場合には、ストレス解消法を見つけることです。たとえば、スポーツ、音楽、観劇、食事など、ご自分の好きなものを選んで楽しむことが、ストレス解消につながる可能性があります。

3）食事に問題があることがあります。それは偏食、不規則な食事、過食、寡食などがあります。

4）睡眠不足があれば、努力して睡眠時間を増やすことです。不眠状態が続くなら、専門医に相談することです。

5）運動不足も免疫力低下の原因になります。ジムに行くのもよいですし、また、歩くことから始めてもよいと思います。楽しくやらないと長続きしません。しかし、やり過ぎても、逆効果になります。

6）免疫力を上昇させるというサプリメントがたくさん市販されていますが、過信は禁物です。服用する前に、免疫力を測定して、とくに服用後に異常がなければ、1カ月ほど続けてから、免疫力を再測定して、効果を確かめることが必要です。からだに合わないと、免疫力を下げてしまうこともあり、危険です。

●免疫力はどうやったらわかりますか
～免疫力判定検査について～

免疫力判定検査は、指定のクリニックで採血を行い、受けることができます。

この検査を行っているクリニックは、株式会社健康ライフサイエンスのホームページ（http://www.h-ls.jp）にてご確認いただけます。ご予約の際には、お近くのクリニックに直接お問い合わせください。

一方、「免疫力判定検査キット」を使えば、上記クリニックで検査を受けるよりも安価で、かつ自己採血が可能になり、クリニックに行く必要はありません。

森田薬品工業株式会社の特設ホームページ（https://www.moritamedical.jp/h-ls/）にアクセスし、そこでオーダーすれば、「免疫力判定検査キット」が自宅に送られてきます。キット内の説明書に従って少量の血液を採取し、血液を健康ライフサイエンスに送れば、約2週間前後で結果が自宅に届きます。

ただし、この場合は血液量が約5滴分と少ないため、簡易な基本コース（紙面の都合上、未掲載）の免疫力測定となります。

どちらでも、ご都合の良い方法でぜひ免疫力を測定してみましょう。

●免疫力測定結果がでたらどうすればいいですか？

結果は、7～8割の人については、期待していたレベルより低く出ると思います。次に、最初に行った免疫力セルフチェック表（p6・7）に戻って、改善すべき点があるかどうか、ご自分の生活習慣全般を見直してください。そして日数がかかると思いますが、ストレスや生活習慣の改善に確信がもてましたら、再度免疫力測定を受けてみてください。

免疫力アップの効果は、早ければ半年ででてきますが、1年から2年かかる場合もあります。なお、期待より良い結果が出た方々の場合には、下がる可能性もありますから、時々セルフチェック表で自己採点

●免疫力判定検査「安心コース」についての説明

1）3段階のスコアで評価

T細胞に関連した5項目のマーカーとT細胞増殖係数、それにNK細胞数とB細胞数の合計8項目のデータについて、データベースをもとに3段階のスコアで評価します（高い3点、中等度2点、低い1点）。8項目のスコアの合計が免疫力スコアになります。免疫よし子さんの場合には 24 点満点中の 20 点となります。そのスコアをさらに5段階の免疫力グレード類に当てはめますと、グレード III の要観察圏の上限に該当します。もう少しで、上の安全圏に入る一歩手前です。

2）免疫力年齢（●）とTリンパ球年齢（○）について

リンパ球を約3日間培養して、その増殖能力を見たのがT細胞増殖係数です。

この係数から算定するのが免疫力年齢です。一方、T細胞の亜集団 $CD8^{+}CD28^{+}$T 細胞の数から算定するのが T リンパ球年齢です。免疫よし子さんの場合、免疫力年齢は 59 ～ 62 歳で、実年齢よりやや若く、Tリンパ球年齢は 62 ～ 65 歳で、実年齢相当となります。

3）総合判定

免疫よし子さんの場合、免疫力年齢は実年齢より少し若いと判定されましたが、免疫力グレードで見ると、要観察圏の上限にあるので、改善の必要があるという判定になります。

4）2つの免疫力測定コース（「安心コース」と「基本コース」）

「安心コース」では、フローサイトメトリーによる各種リンパ球の数の測定、及びリンパ球を培養して T 細胞増殖係数を加え合計 8 項目のデータを使います。一方、「基本コース」ではフローサイトメトリーによる 7 項目の各種リンパ球の数の測定で判定します。

「基本コース」で何か問題があるときは、「安心コース」で再検査します。

免疫力レーダーチャートの見方と解説

免疫力判定検査結果（安心コース）

免疫 よしこ さん

あなたの免疫力年齢は　59～62 歳です●
あなたの T リンパ球年齢は　62～65 歳です○

免疫力年齢●は細胞培養による結果で、T リンパ球年齢○より信頼度の高いデータです

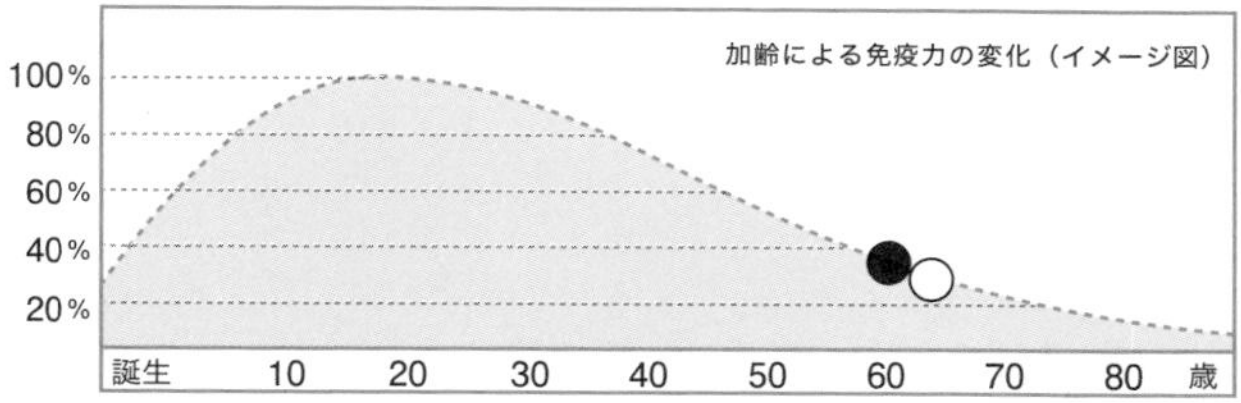

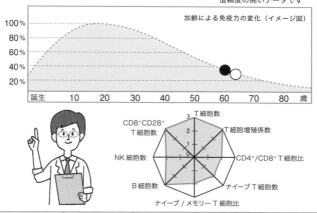

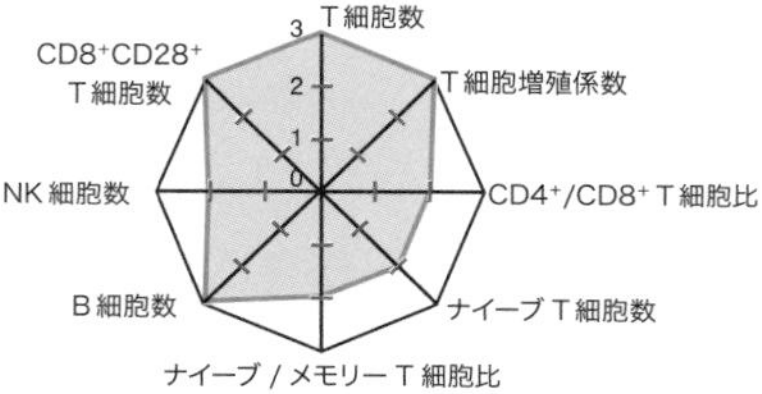

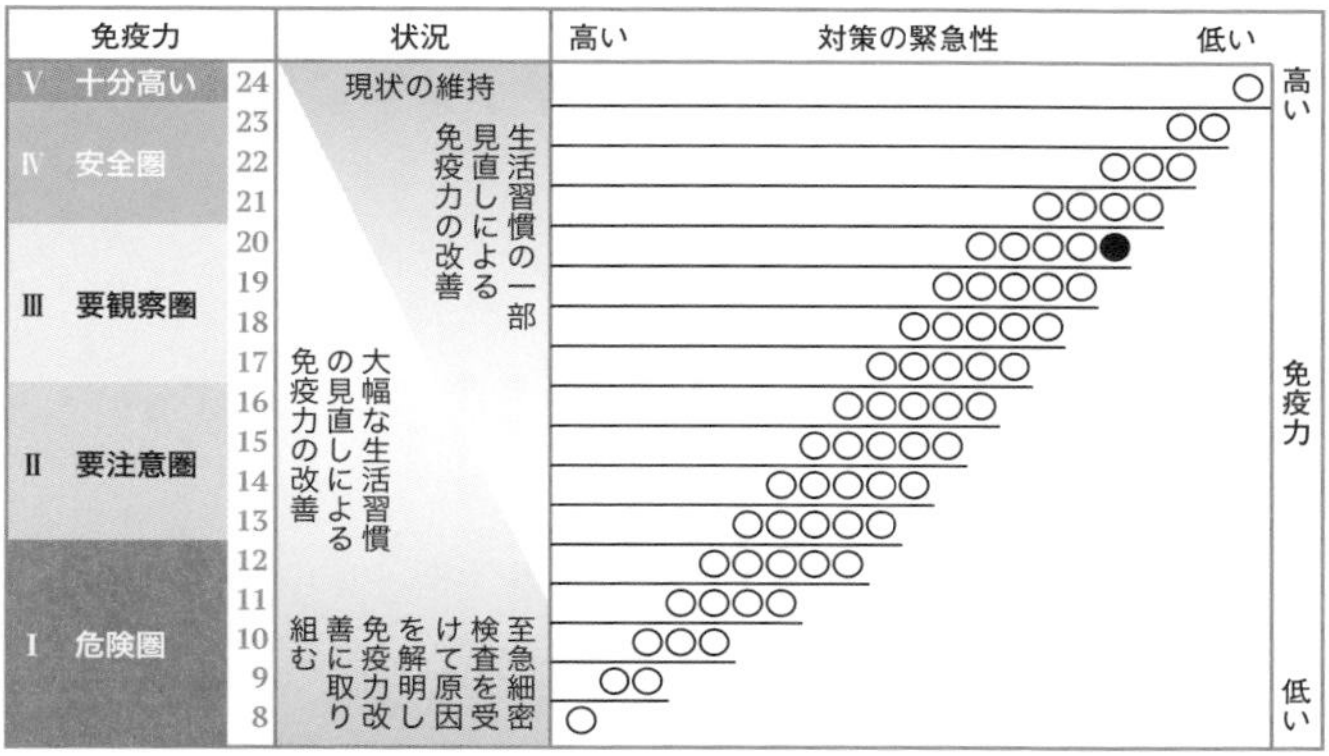

総合判定

免疫力年齢は 59～62 歳と、実年齢よりやや若いと判定されました。免疫力はスコアで 20/24、グレードではⅢ/Ⅴで「要観察圏」にあります。緊急性は高くありませんが、さらに上の免疫力レベルに向かうことを勧めます。毎日の生活習慣をチェックしてください。また、ストレスの多い環境が周りにある可能性があります。

検査機関：評価機関：東京医科歯科大学・健康ライフサイエンス

著者紹介

廣川勝昱（ひろかわ・かついく）

東京医科歯科大学名誉教授
1964年、東京医科歯科大学医学部卒業、病理学を専攻。1972～1974年、アメリカ国立衛生研究所（NIH）に留学。1981～1994年、東京都老人総合研究所（現・東京都健康長寿医療センター）免疫病理部長。1994年、東京医科歯科大学医学部病理学教授就任、退任するまでの間、医学部長、副学長を併任。

- 東京医科歯科大学名誉教授（2005年～）
- 新渡戸記念中野総合病院病理診断科部長（2005年～）
- 健康ライフサイエンス代表取締役（2006年～）

【連絡先】
株式会社健康ライフサイエンス
〒101-0062
東京都千代田区神田駿河台 2-3-10
東京医科歯科大学　22号館7階　オープンラボ内
TEL : 03-3518-9711　FAX : 03-3518-9712
Home Page　http://h-ls.jp
E mail : info@h-ls.jp

自分《じぶん》の免疫力《めんえきりょく》を知《し》る方法《ほうほう》　〈検印省略〉

2021年　9　月　16　日　第　1　刷発行

著　者――廣川　勝昱（ひろかわ・かついく）
発行者――佐藤　和夫

発行所――株式会社あさ出版
〒171-0022　東京都豊島区南池袋 2-9-9 第一池袋ホワイトビル 6F
電　話　03（3983）3225（販売）
　　　　03（3983）3227（編集）
F A X　03（3983）3226
U R L　http://www.asa21.com/
E-mail　info@asa21.com
印刷・製本　美研プリンティング（株）

note　http://note.com/asapublishing/
facebook　http://www.facebook.com/asapublishing
twitter　http://twitter.com/asapublishing

ISBN978-4-86667-301-1 C0077